AF263962

Hans-Jürgen Döpp

Orale

Erotik

Eine Erkundung von Liebe,
Intimität und Symbolik in
der Kunst

Layout:
Baseline Co. Ltd
Ho-Chi-Minh-Stadt, Vietnam

ISBN: 978-1-64699-154-9

Gedruckt

Orale Erotik

„Sag mir, wer einst das Küssen erfand?

Das war ein glühend glücklicher Mund.

Er küsste und dachte nichts dabei.

Es war im schönsten Monat Mai."

Heinrich Heine

1. Frans Masereel, um 1930.
2. Frans Masereel, um 1930.

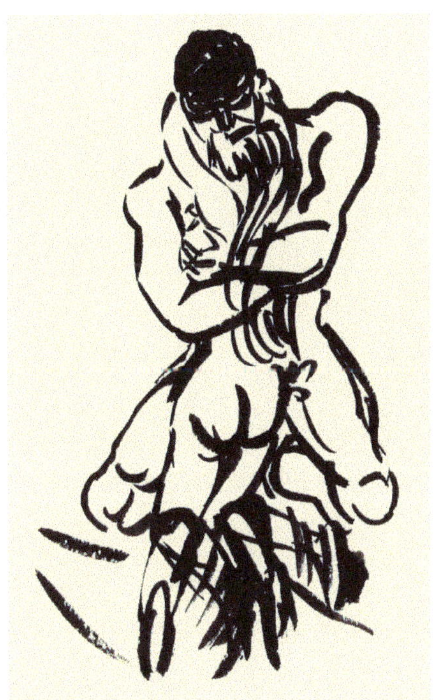

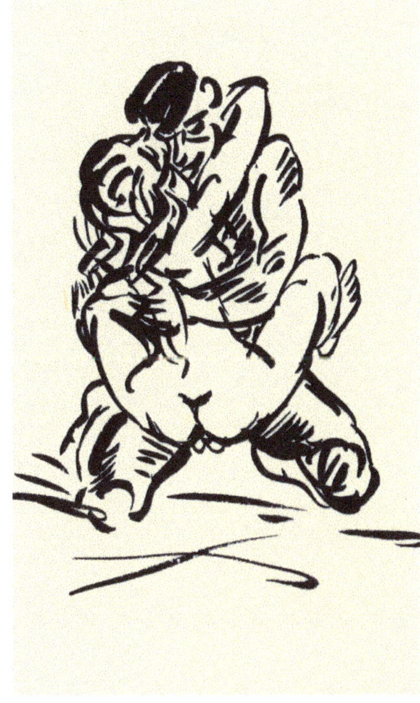

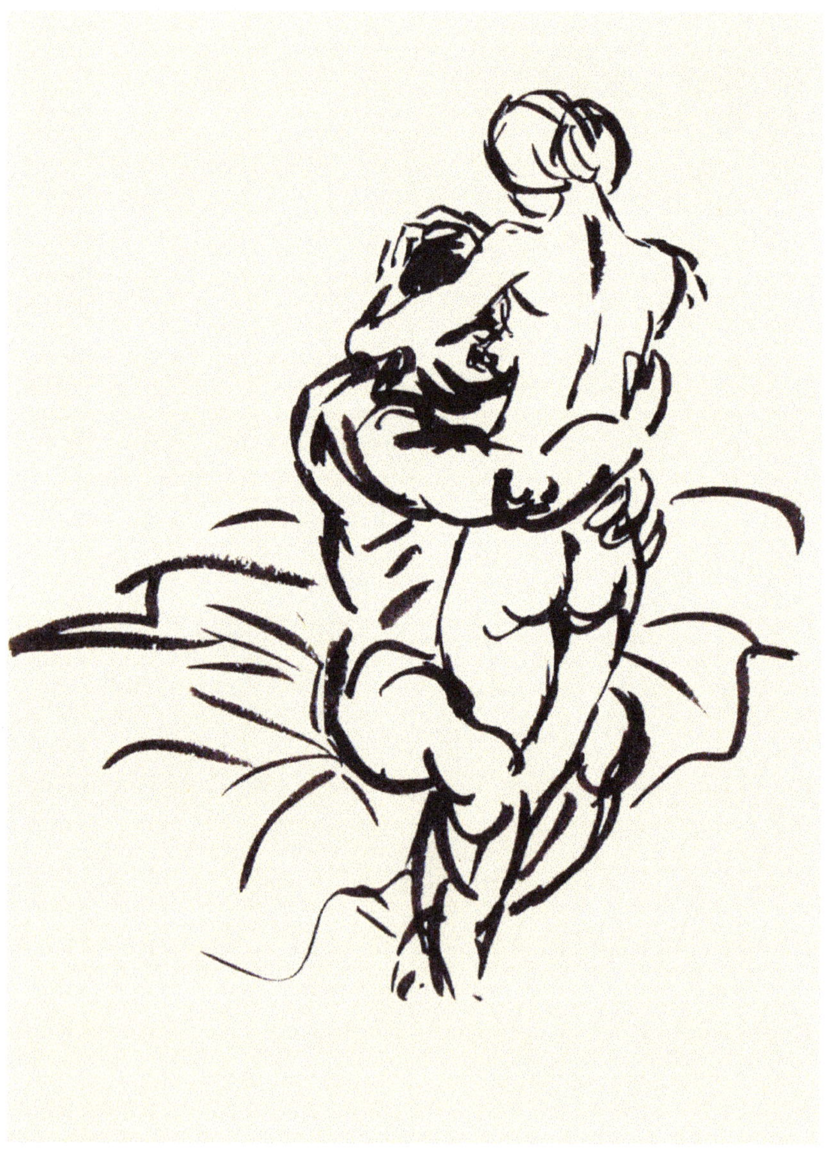

3. Frans Masereel,
   um 1930.

Was bewegt zwei zivilisierte Menschen, die oberen Enden ihres Verdauungstraktes wie Plattfische schmatzend aneinander zu drücken, um anschließend zu beteuern, wie innig und romantisch dieser Feucht-Kontakt war? Das Phänomen des Küssens ist in unseren Kulturbereichen so verbreitet, dass man es als selbstverständlich und keiner eingehenderen Betrachtung wert ansieht. Der Kuss ist etwas Flüchtiges, Leichtgewichtiges - und doch zugleich etwas zutiefst Irrationales.

Unsere Lippen bilden einen empfindlichen Grenzbezirk zwischen Haut und Schleimhaut. Neben der Berührung der Genitalien und der Brüste gibt es keinen Reiz, der stärker erotisiert als der Kuss auf den Mund. Er gehört darum zu den Präliminarien des Koitus. Im Verlaufe des Koitus erfährt der Kuss dabei eine Umwandlung: Was als zaghafte, scheinbar keusche Berührung begann, verwandelt sich mit steigender Leidenschaft zu einer inbrünstigen Vermählung der Lippen. Berühren sich dabei noch die Spitzen der Zungen, kommt es zu einer Umschlingung innerer Organe; ein Vorgang, der dem Kopulationsakt analog zu setzen ist.

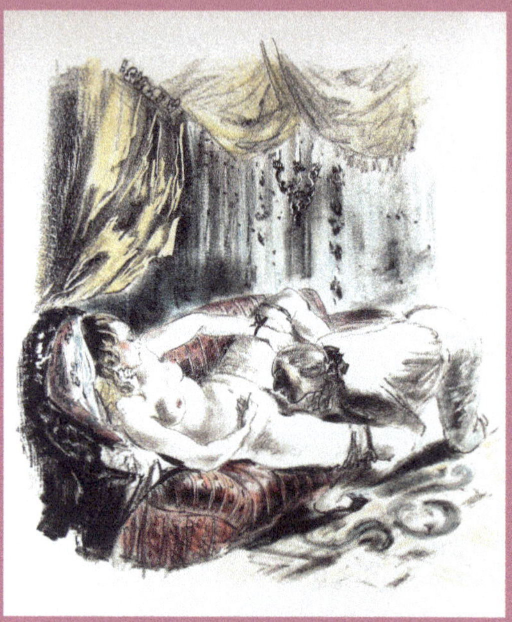

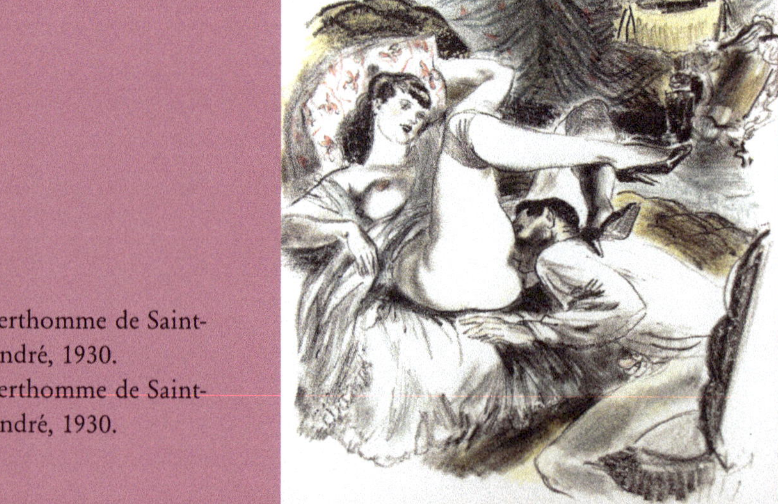

4. Berthomme de Saint-
   André, 1930.
5. Berthomme de Saint-
   André, 1930.

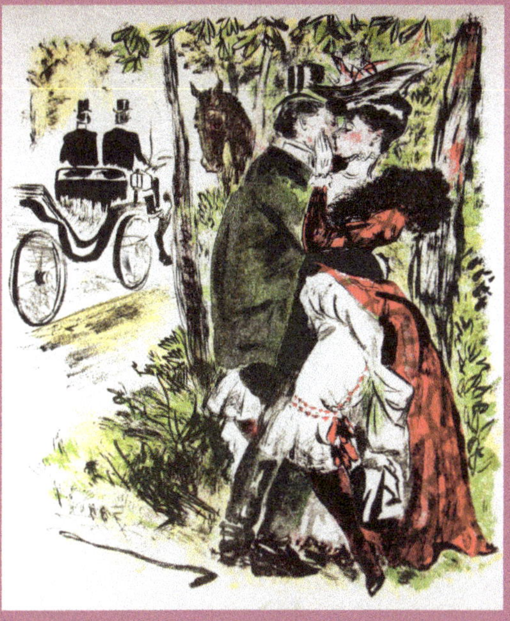

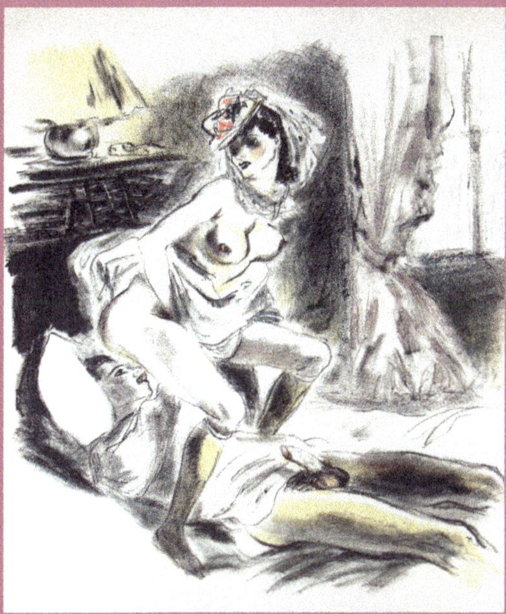

6. Berthomme de Saint-
André, 1930.
7. Berthomme de Saint-
André, 1930.

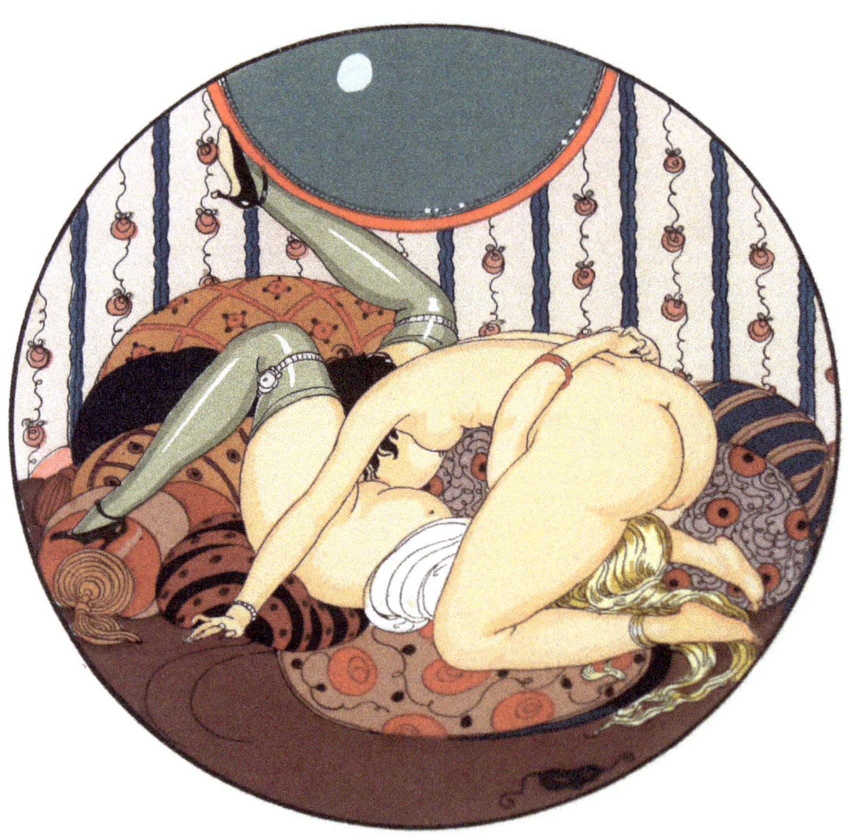

8. Gerda Wegener, 1925.

Nachdenken über das Küssen? Wir assoziieren Küssen so eng mit „Romantik", dass man annehmen darf, durch diesen Begriff werde geradezu ein Denkverbot über dieses Phänomen verhängt.

Evolutionsphilosophen machten sich Gedanken über den Ursprung dieses scheinbar so schwer begründbaren Verhaltens. Nach Bölsche ist das Liebessaugen beim Kuss ein Atavismus, eine Reminiszenz an die Zeiten der frühen Tierheit, wo mangels eines eigenen Geschlechtsgliedes die feste Verklammerung der sich Begattenden dadurch bewirkt wird. Die Kunst des Küssens hat sich dann, so wie die Liebe, mit den höheren Stadien der Kultur allmählich und mit ihr Schritt haltend, entwickelt. Dass dem so sei, zeige der Umstand, dass die sogenannten wilden Völker im Großen und Ganzen vom Kuss nichts wissen. Müller-Lyer meint, „dass die Sitte des Küssens in der ersten Epoche des primitiven Liebesempfindens ganz unbekannt ist". Darwin ist der Ansicht, dass der Kuss nichts anderes sei als der Genuss des Vergnügens einer möglichst nahen Berührung mit der geliebten Person; dafür spräche die Tatsache, dass der Kuss in verschiedenen Teilen der Welt durch das Reiben der Nasen aneinander ersetzt wird. Havelock-Ellis zufolge ist der Kuss durch die Berührung der Lippen sicher sehr alten, primitiven Ursprungs.

10

Orale Erotik

9. Margit Gaal,
1920.

Er meint, dass der Liebeskuss sich aus dem primitiven Mutterkuss und dem Saugen des Kindes an der Mutterbrust entwickelt hat. Was also war „zuerst"? Eine andere Meinung geht dahin, dass der Kuss zuerst ein Sexualkontakt war, der dann, verfeinert und sublimiert, zu einem Symbol der Freundschaft und Ehrfurcht wurde. Nach dieser Ansicht ist der Kuss aus dem „Liebesbiss" hervorgegangen, der seinerzeit wohl dem Bestreben entsprang, die regelrechte Vollziehung des Kopulationsaktes durch eine möglichst innige und feste Aneinanderheftung beider Körper zu garantieren. Ist er unser tierisches Erbe, da doch manche Tiere sich bei der Begattung ineinander verbeißen? Andere Autoren haben aus diesen heftigen Begleiterscheinungen des Kusses einen Zusammenhang mit dem Nahrungstrieb abgeleitet. Oder war, worauf der „Nasenkuss" hinweist, das Beschnüffeln der Tiere der Vorläufer des Kusses?

Für Eibl-Eibesfeldt steht fest, dass viele Verhaltensweisen wie Küssen und Streicheln, die als typisch sexuell angesehen werden, ihrem Ursprung nach eigentlich Brutpflegehandlungen sind, wobei es sich wohl um eine angeborene Verhaltensweise handle. Der Lippen- und Zungenkuss sei „wohl eine abgeleitete Fütterungshandlung".

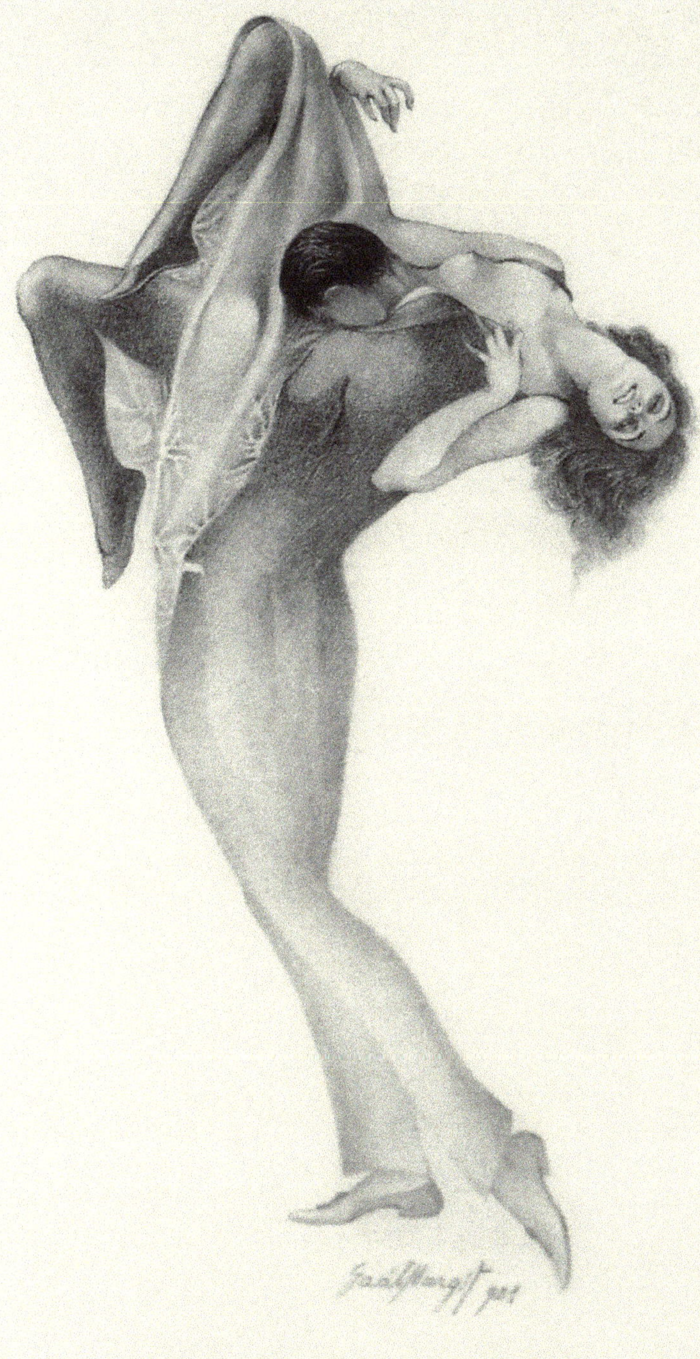

Danse galante.

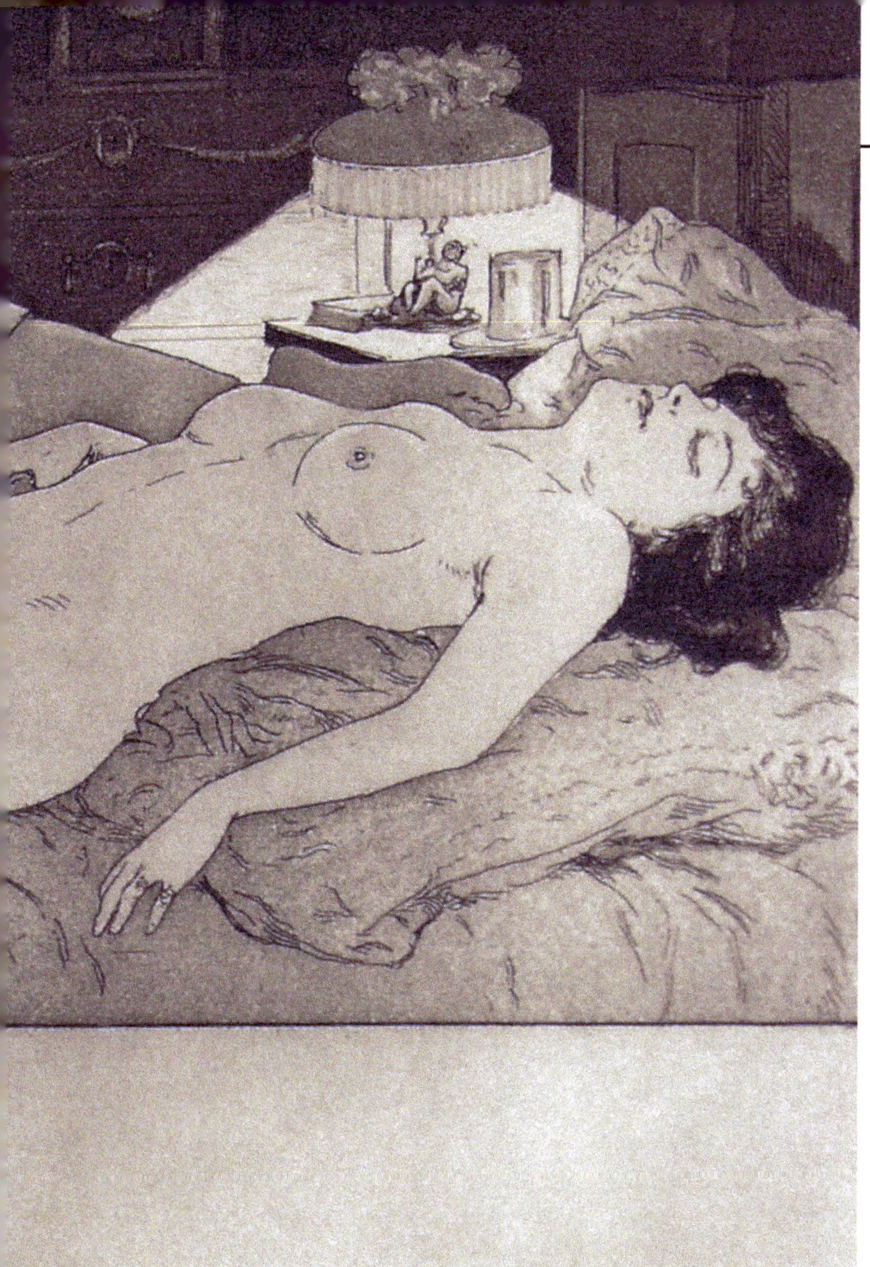

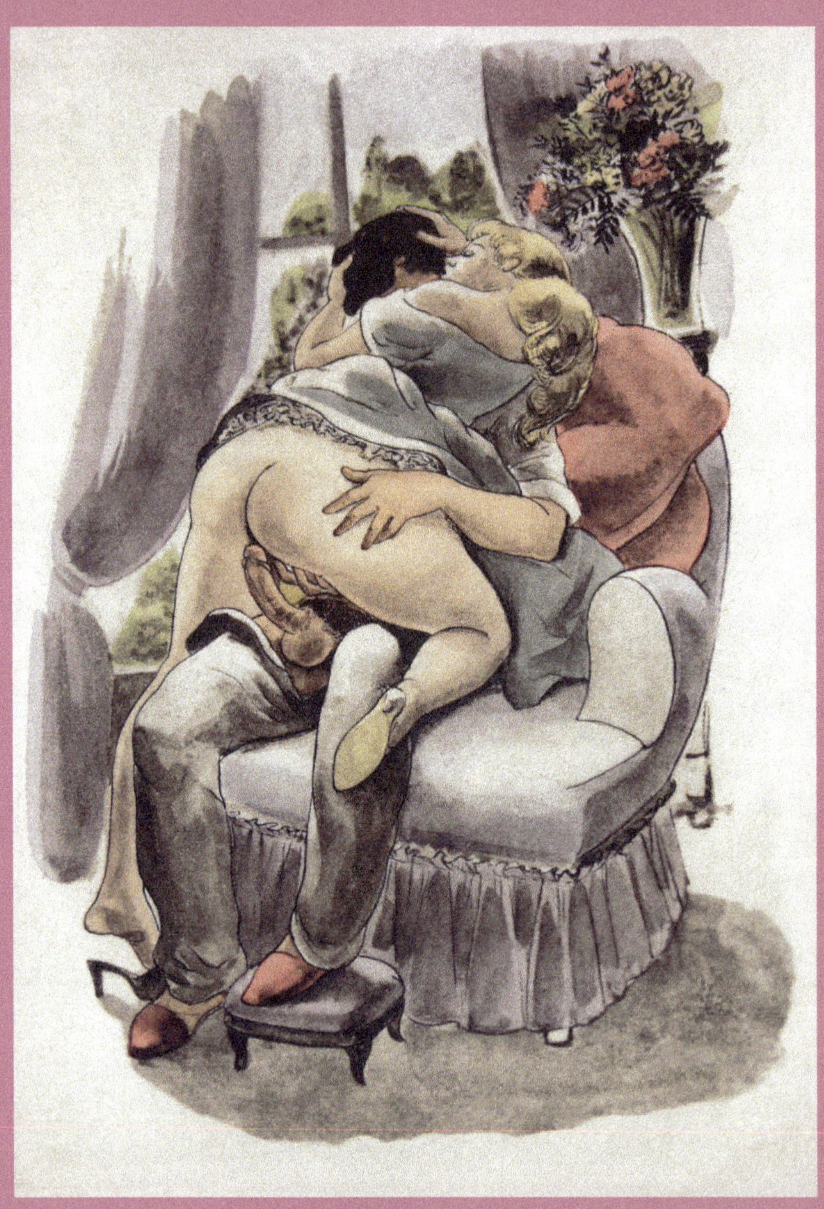

Grundlage ist seiner Meinung nach die Mund-zu-Mund-Fütterung, die nicht nur von Menschenaffen ausgeführt wird, sondern sich auch in verschiedenen menschlichen Kulturkreisen findet. Genau so betrachtet auch der britische Ethnologe Desmond Morris das Küssen als eine „Relikt-Geste", die sich aus der Fütterung bei frühmenschlichen Gesellschaften entwickelt habe und aus einer Zeit stamme, in der die Kleinkinder von der Mutterbrust entwöhnt wurden, indem Mütter die Nahrung vorkauten und mit dem Mund an die Kinder weitergaben. „Jedenfalls scheint es so", schreibt Morris, „dass Liebende heute bei tiefen Zungenküssen etwas tun, was mit anderem Zweck die Mund-zu-Mund-Fütterung in grauer Vorzeit tat". Doch alle diese Theorien über den Ursprung des Kusses erklären nicht, wieso der Kuss erregend auf die Sexualsphäre wirkt.

Man greift auf die phylogenetische Entwicklung der Menschheit zurück und übersieht, dass jedes Individuum seine eigene „graue Vorzeit" in sich trägt. Das Küssen, so könnte man sagen, ist uns in die eigene Wiege gelegt worden.Der Liebeskuss der Erwachsenen ist immer auch Symbol: Symbol der geschlechtlichen Vereinigung. Sehr anschaulich hat Goethe diese Vereinigung im Kusse geschildert:

Vorherige Seite
10. Sartori (Pseudonym), 1909.

11. Suzanne Ballivet, 1943.

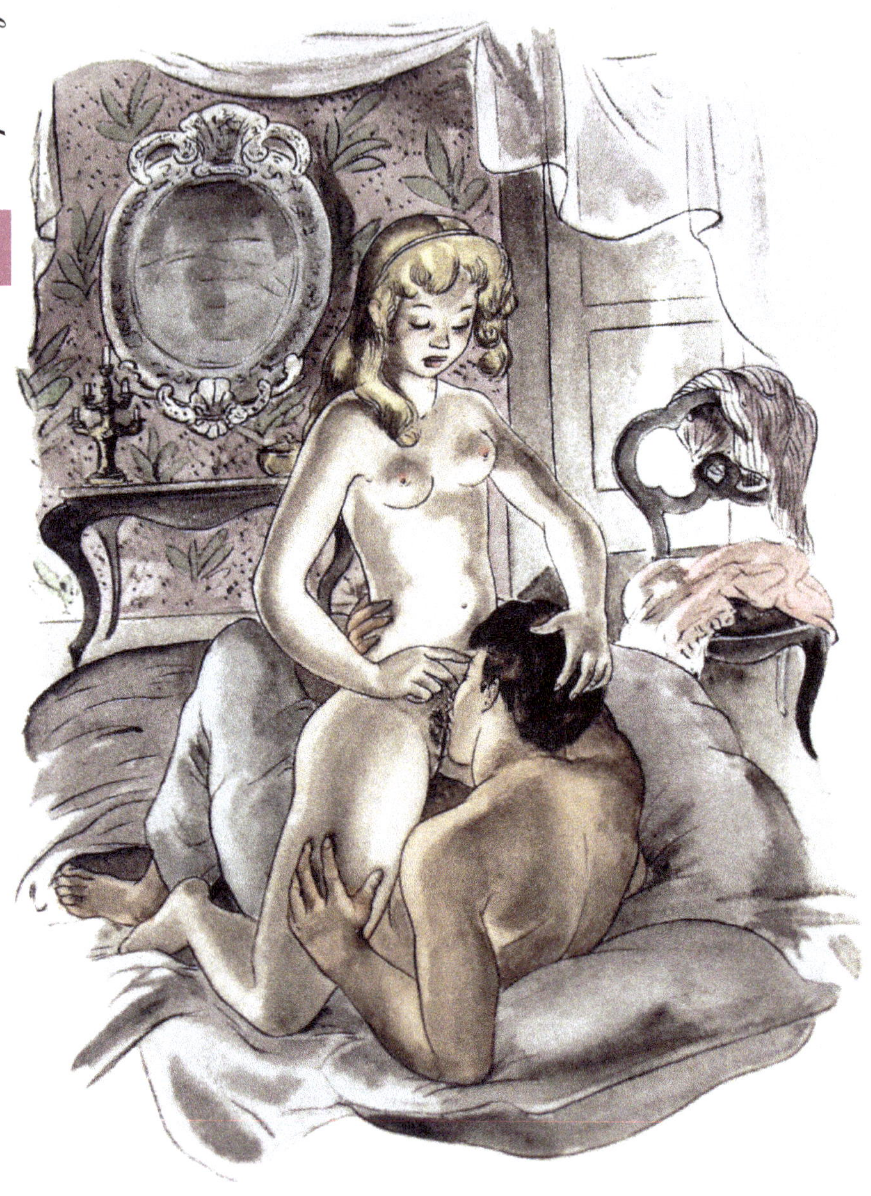

12. Suzanne Ballivet, 1943.

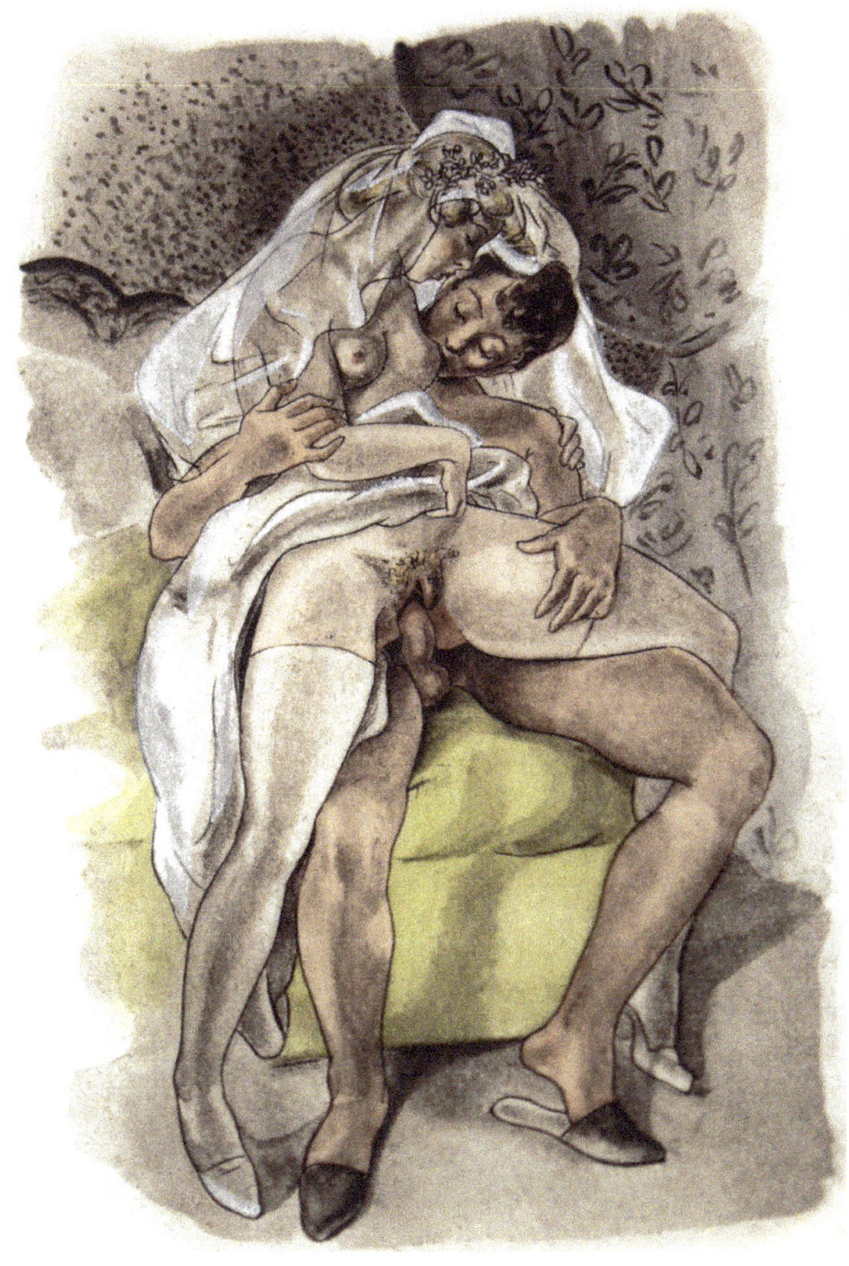

13. Suzanne Ballivet, 1943.

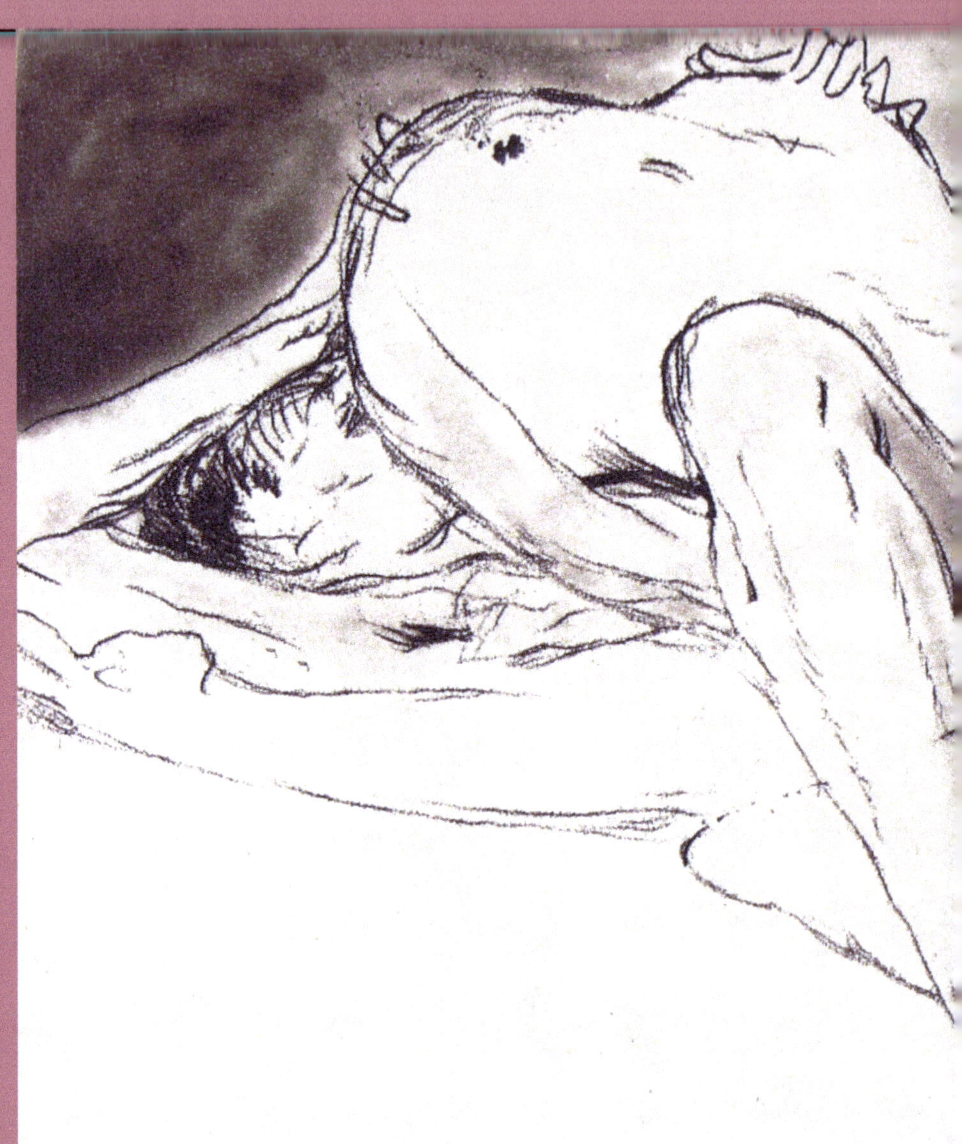

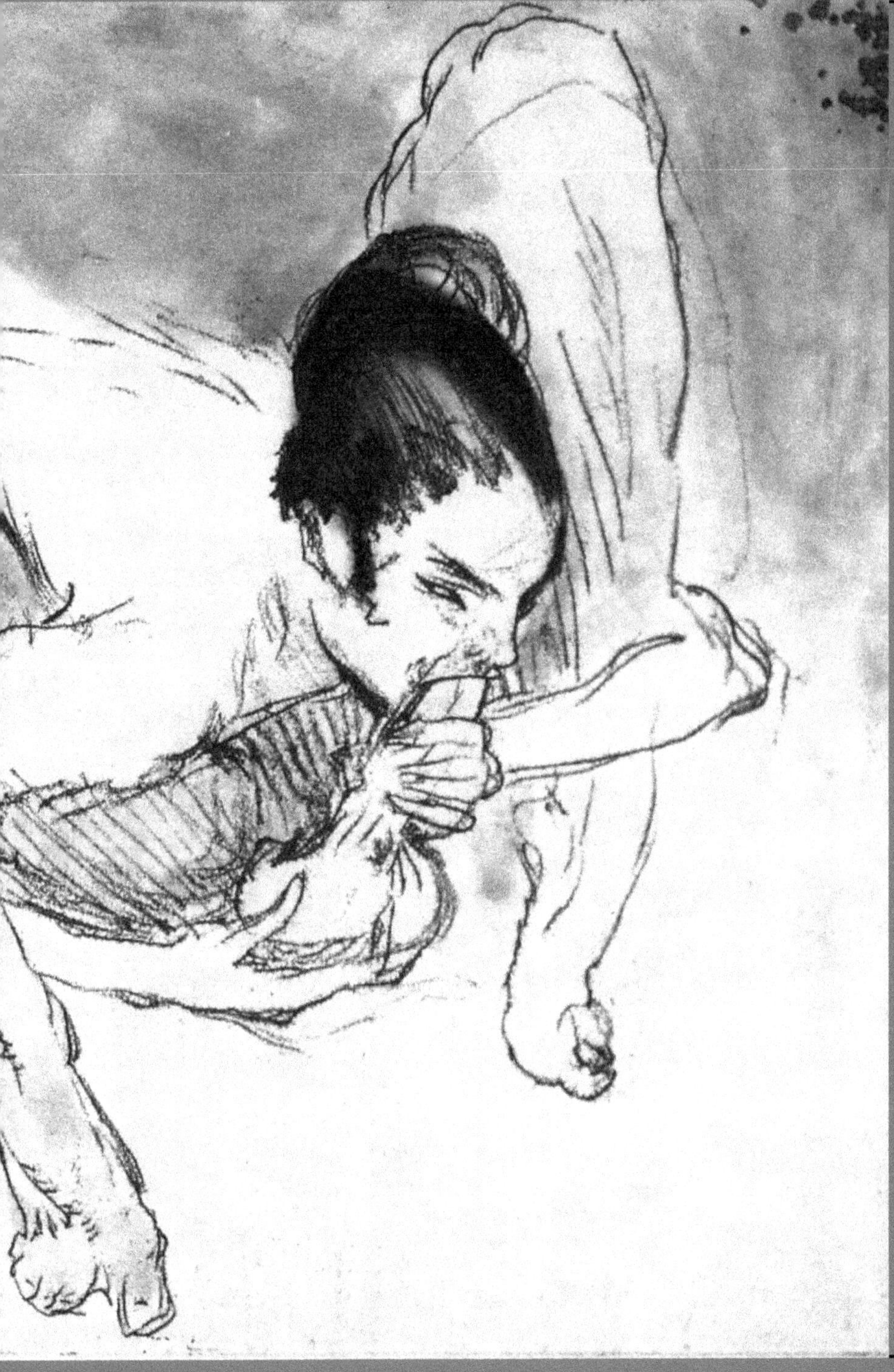

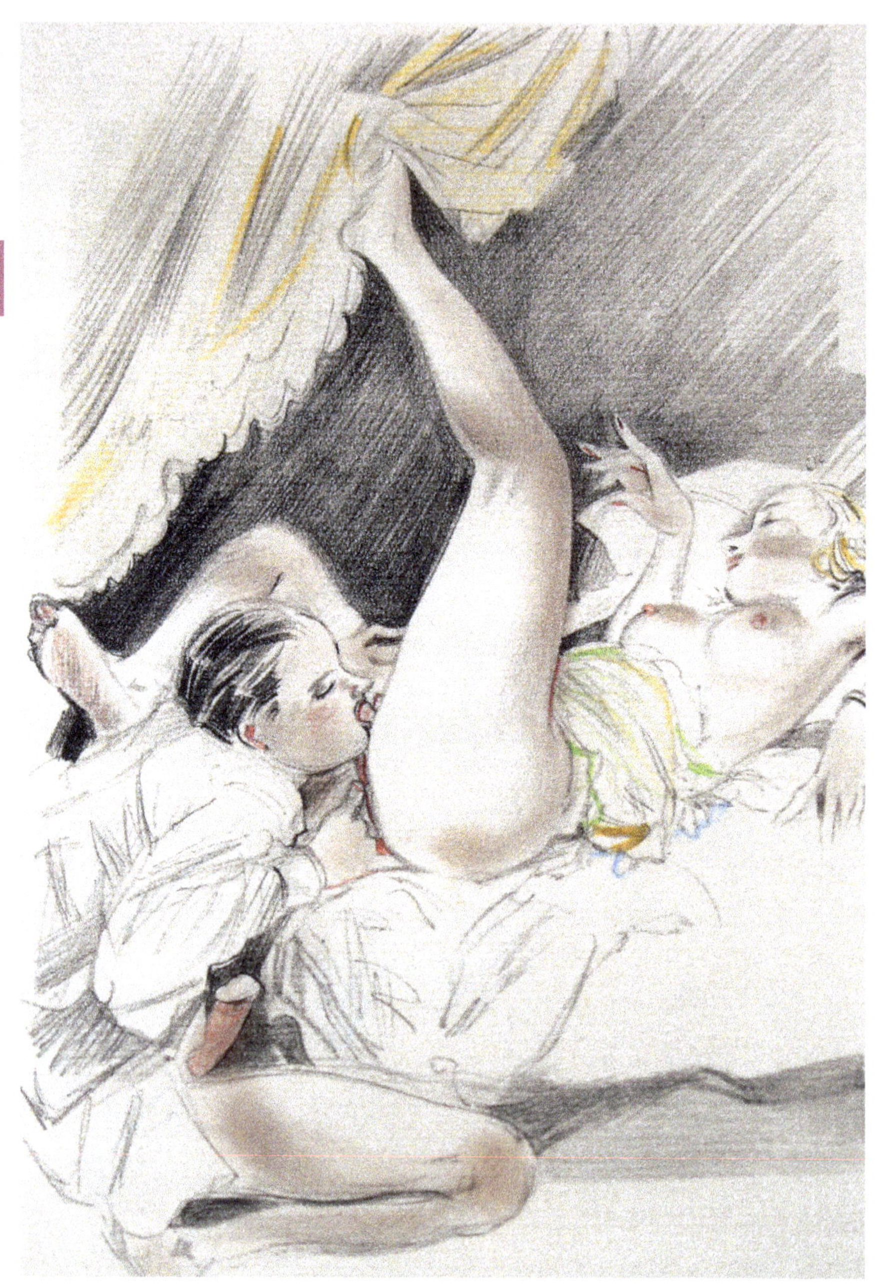

„Gierig saugt sie seines Mundes Flammen
Eins ist nur im andern sich bewusst".

Diese Vereinigung hat man gern als eine der
Seelen bezeichnet, was der materialistische
Betrachter als eine „Entsinnlichung des Kusses"
zurückweisen möchte. Und doch hat diese
Ausdrucksweise ihre Berechtigung: Wird doch
etwas Schwebend-Beseligendes in diesem Zustand
empfunden, das sich einer Erlebensweise verdankt,
die dem genitalen Stadium weit vorgelagert ist.
Das Eins-Sein mit dem Anderen findet sein frühes
Vorbild in jener grauen Vorzeit, die doch eher eine
rosige war: im Eins-Sein des Kindes mit seiner
Mutter. Die Verschmelzung mit ihr wird als
„Baden in einem ozeanischen Gefühl" genossen.
Dass dieses Ziel im Verlauf der sexuellen Reifung
auch über andere Kontakte, so auch den Koitus,
zu erreichen versucht wird, bewirkt, dass „alle
Glocken läuten", wenn auch nur eine der
erogenen Zonen berührt wird. Und der Mund ist
eine solche Zone.

Man könnte Küsse klassifizieren nach ihrem
Gehalt an Sinnlichkeit. Der platonischste und
„reinste" wäre dann der, der nichts symbolisiert.
So unterscheidet Georg Simmel : „In zwei Fällen
ist der Kuss symbolisch: in der Freundschaft und
in der reinen Sinnlichkeit. Dort symbolisiert er
die geistig-gemütliche Beziehung, hier das
sexuelle Definitivum.

Vorherige Seite
14. Jean Gabriel
    Domergue,
    1924.

15. Rojan,
    um 1930.

16. Jean Morisot,
1925.

Der Kuss der Liebe aber symbolisiert nichts, er ist die Sache selbst – wie die Musik, die alles, was sie bedeutet, unmittelbar ist". Die „reine Liebe" aber wäre die vor dem Sündenfall. Doch der Mund ist sündig von Anfang an; denn er ist ein rein wonnespendendes Organ.

Am Anfang war der Mund. „Das erste Organ, das als erogene Zone auftritt und einen libidinösen Anspruch an die Seele stellt", so fand Sigmund Freud, „ist von Anfang an der Mund". Das Verlangen nach lustvoller, saugender Betätigung bestimmt das kleine Menschenwesen. (Das Sanskrit-Wort 'cusati' liegt auch unserem Wort Kuss zugrunde: cusati heißt saugen – wie das der Säugling an der Brust seiner Mutter praktiziert). Das Saugen ist der erste Ausdruck der Sexualität, und die Mutterbrust das Urobjekt der Liebesgefühle des Kindes. Auch wenn im Verlaufe der sexuellen Entwicklung und Reifung andere Lustzonen erschlossen werden, ist ihnen die Lust der ersten oralen Erfahrung stets beigesellt. Der orale Faktor wird die gesamte Entwicklung der Triebreifung bis hin zur Genitalität begleiten. Noch in der Beischlaf-Umarmung des Erwachsenen liegt die diffuse Sinnlichkeit der ersten quasi inzestuösen Umarmung. Doch die Begierde des Erwachsenen überlagert das kindliche Verlangen, er will die mütterliche Zärtlichkeit und die Genitalität. Darum kann Roland Barthes den Liebenden definieren als „Kind, das erigiert: eben das war der junge Eros".

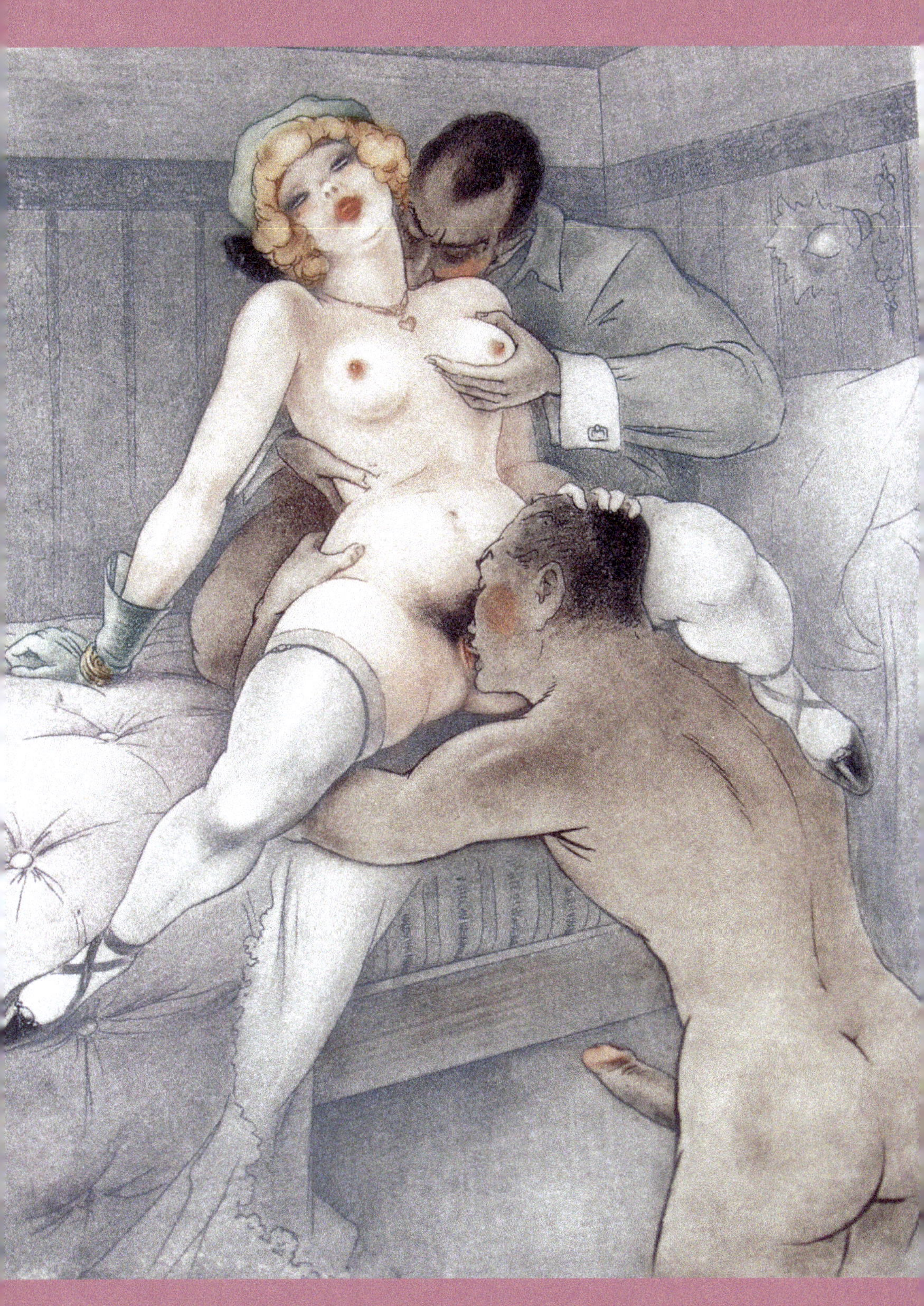

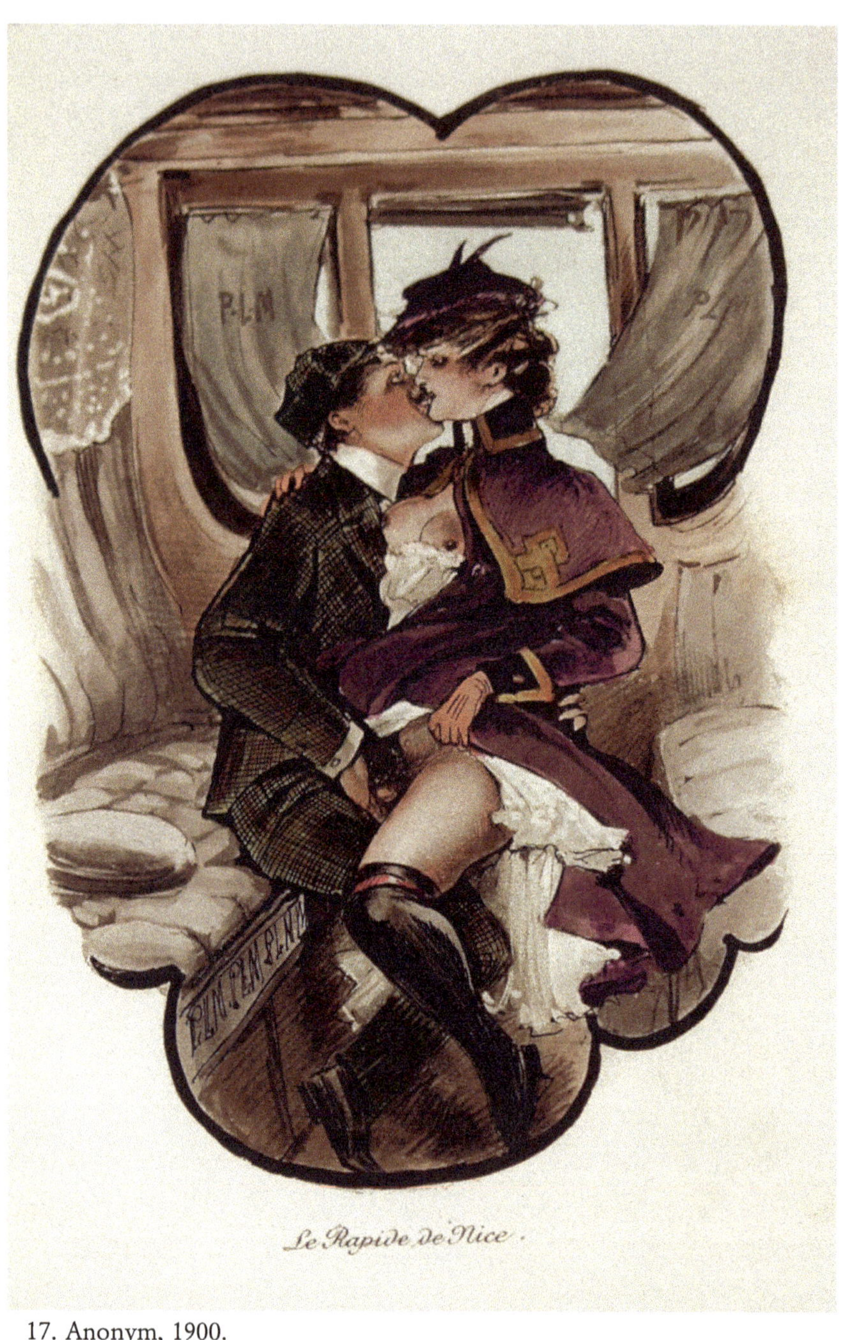

17. Anonym, 1900.

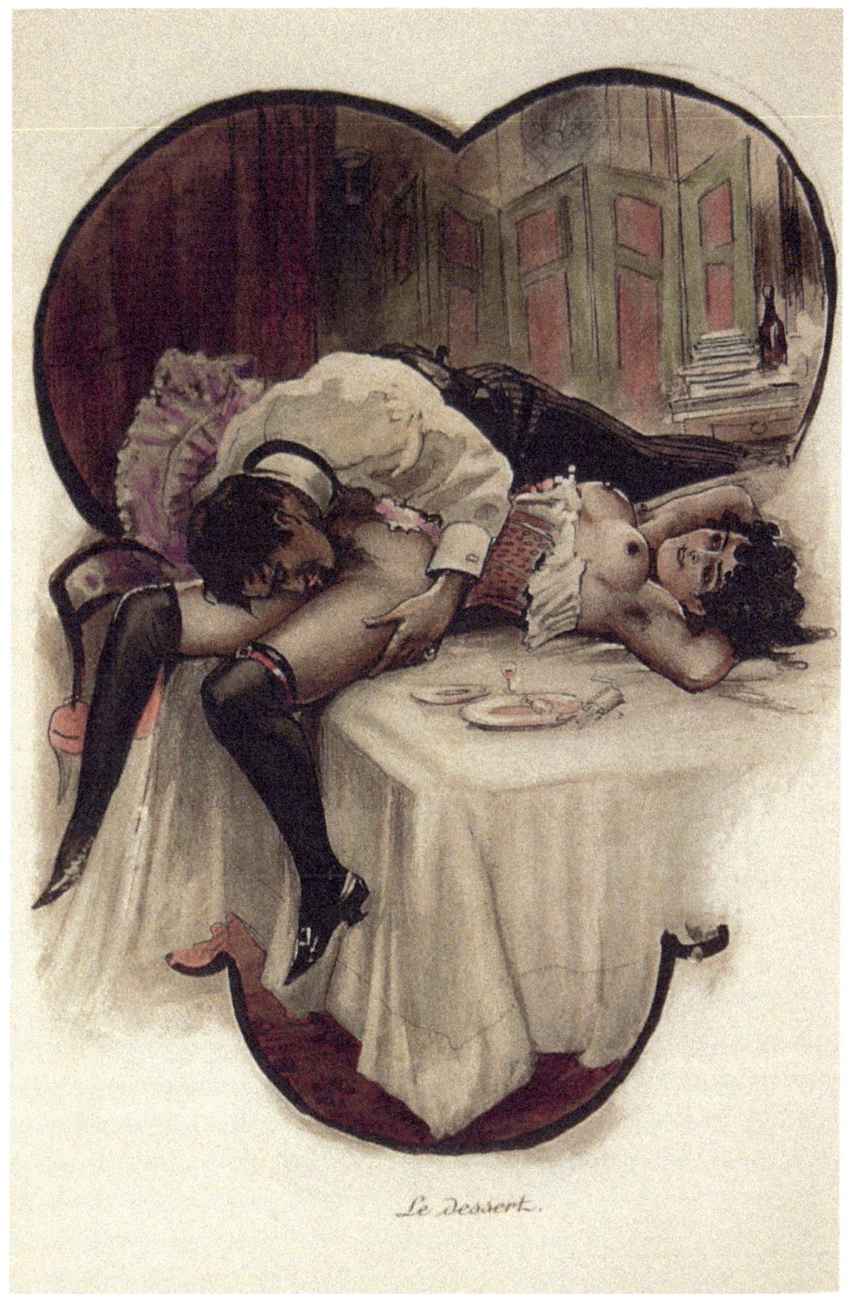

18. Anonym, 1900.

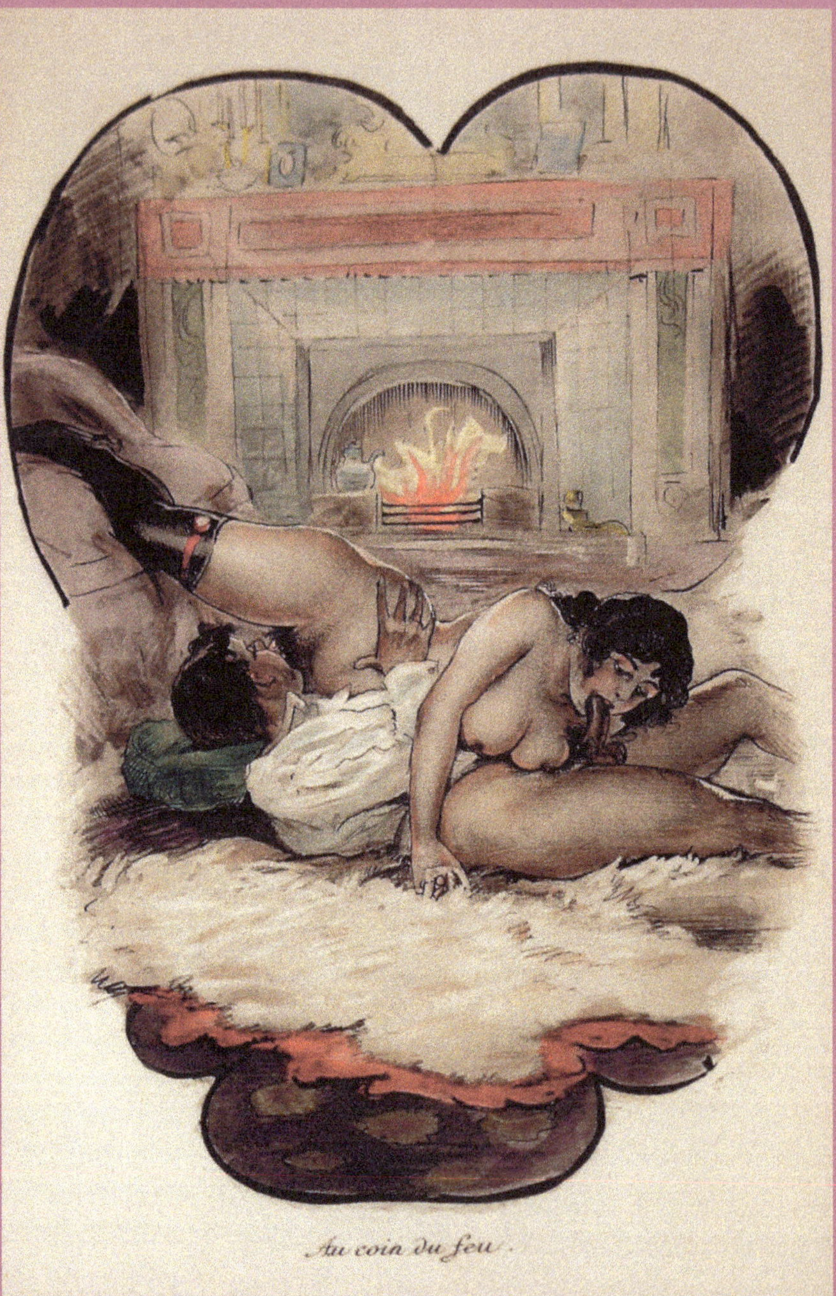

19. Anonym, 1900.

In der frühen oralen Phase zentriert sich das Luststreben auf die Mundschleimhaut und die Haut der Körperoberfläche. Mund und Haut bringen das Kind beim „Stillen" in lustspendende Berührung mit der Mutter, mit der es anfangs noch eine Erlebniseinheit bildet. Diese Beziehung kann einen stark erotischen Charakter besitzen. So schreibt Wilhelm Stekel in seinem Buch Psychosexueller Infantilismus: „Die Nahrungsaufnahme ist ein lustbetonter Akt, den Havelock-Ellis mit Recht einem Koitus vergleicht. Die Mammilla ersetzt den Penis (sie besitzt auch gleich dem Penis erektiles Gewebe), der Mund ist eine Vulva, die Milch gleicht dem Sperma... Das Saugen und Trinken geht unter ständigem Orgasmus vor sich". Dass auch Mütter wiederholt beim Stillen zum Orgasmus kommen, ist wenigen Ärzten bekannt. Doch ist solchen Müttern in einem kulturellen Klima, in dem Lust gleich mit „Kindesmissbrauch" assoziiert wird, eine solche Selbst-Offenbarung nicht anzuraten.

Schon Freud betonte das sexuelle Verhältnis des Säuglings zur Mutterbrust: „Wer ein Kind gesättigt von der Brust zurücksinken sieht, mit geröteten Wangen und seligem Lächeln in Schlaf verfallen, der wird sich sagen müssen, dass dieses Bild auch für den Ausdruck der sexuellen Befriedigung im späteren Leben maßgebend bleibt".

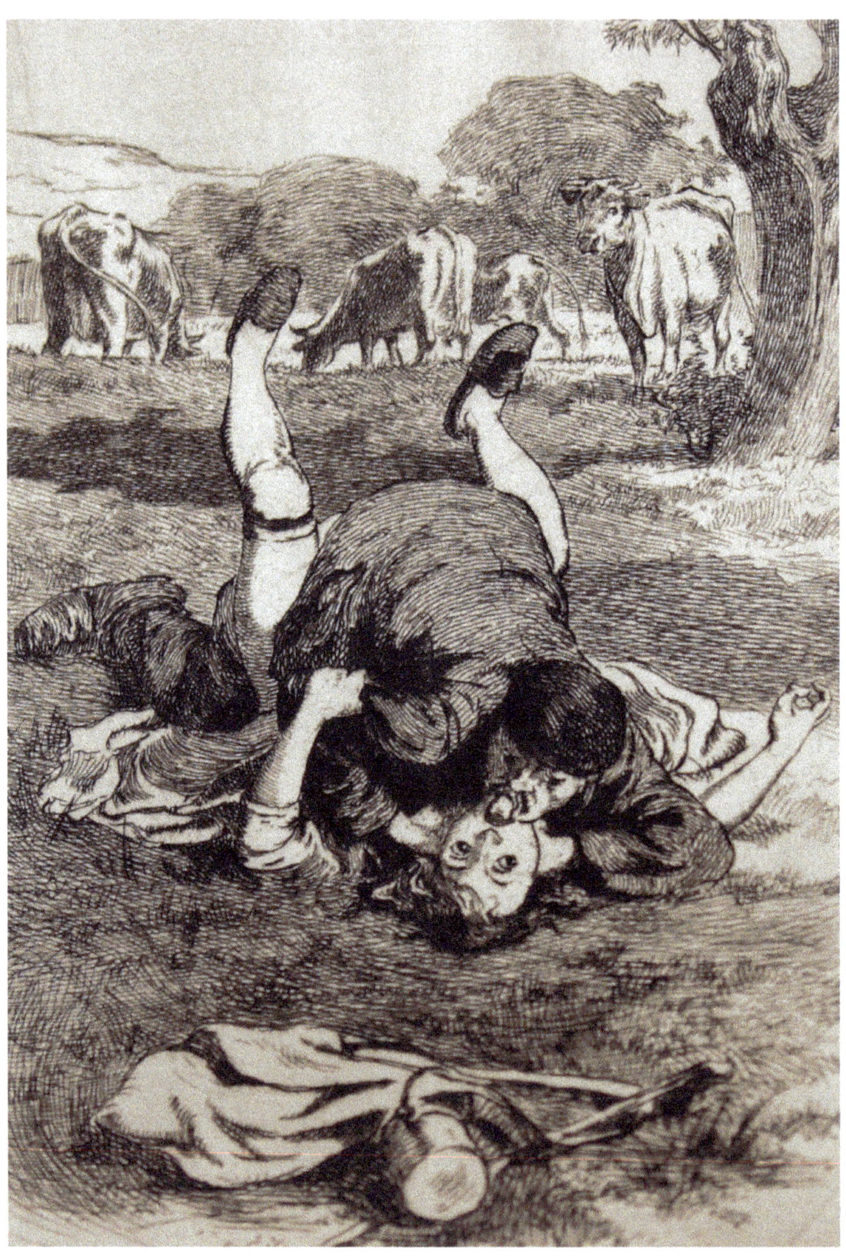

20. Martin van Maele, 1907.

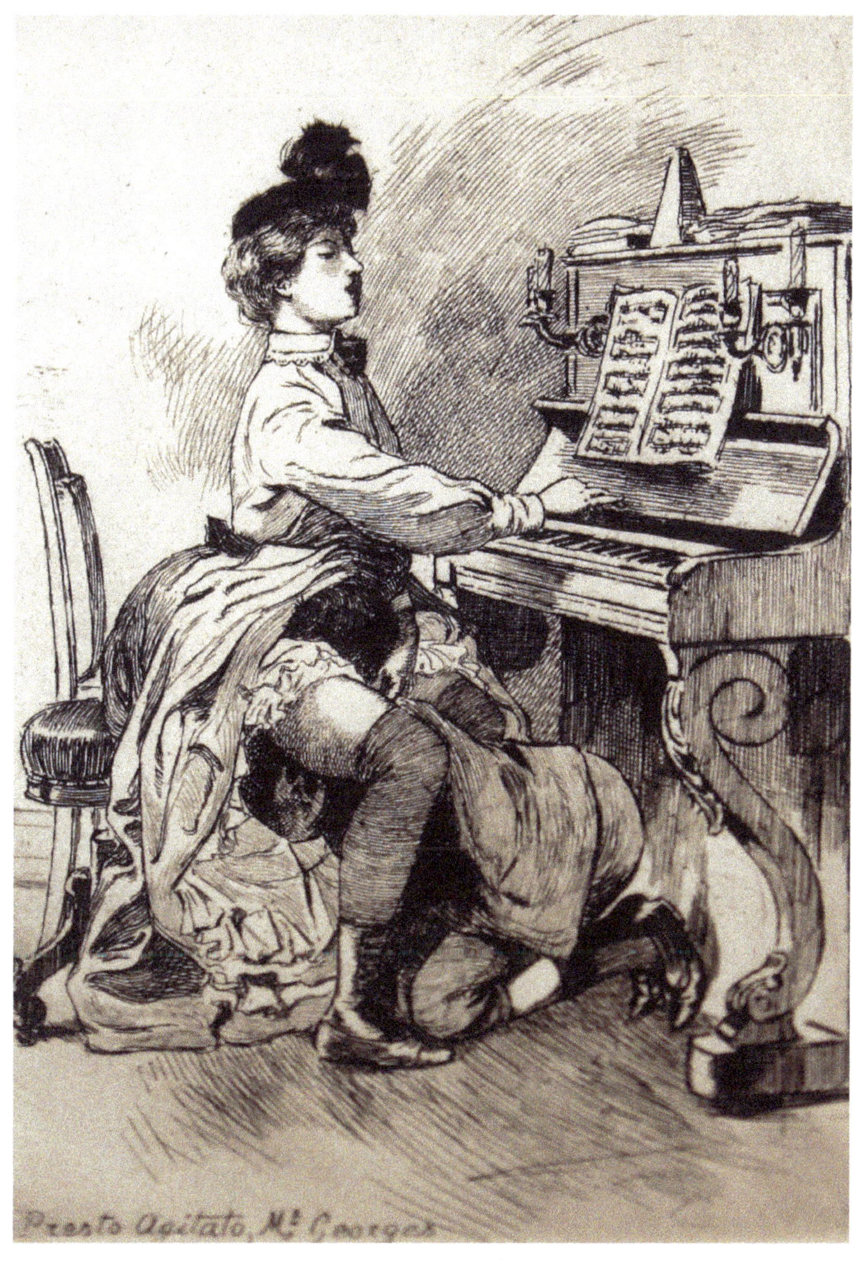

21. Martin van Maele, 1907.

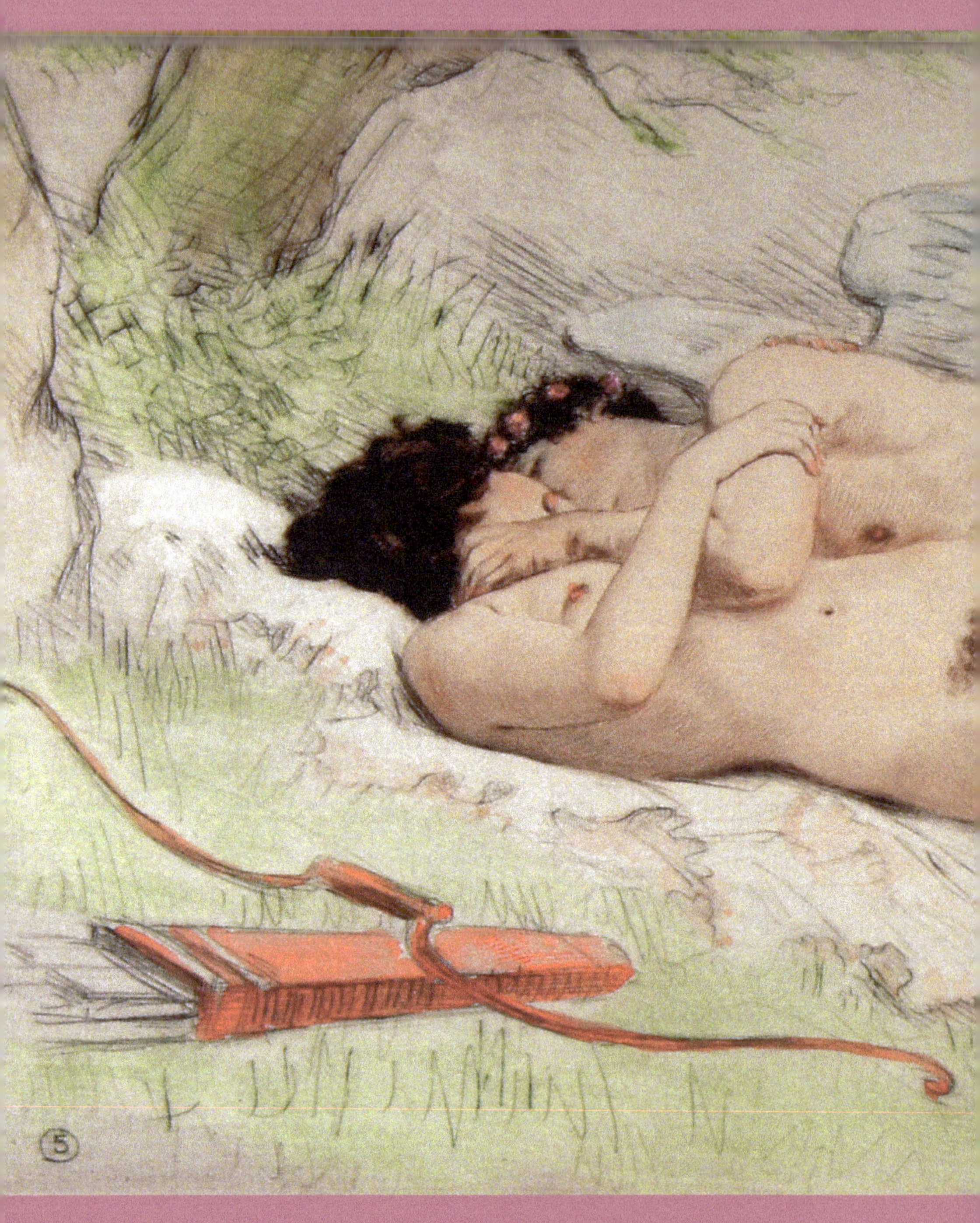

5

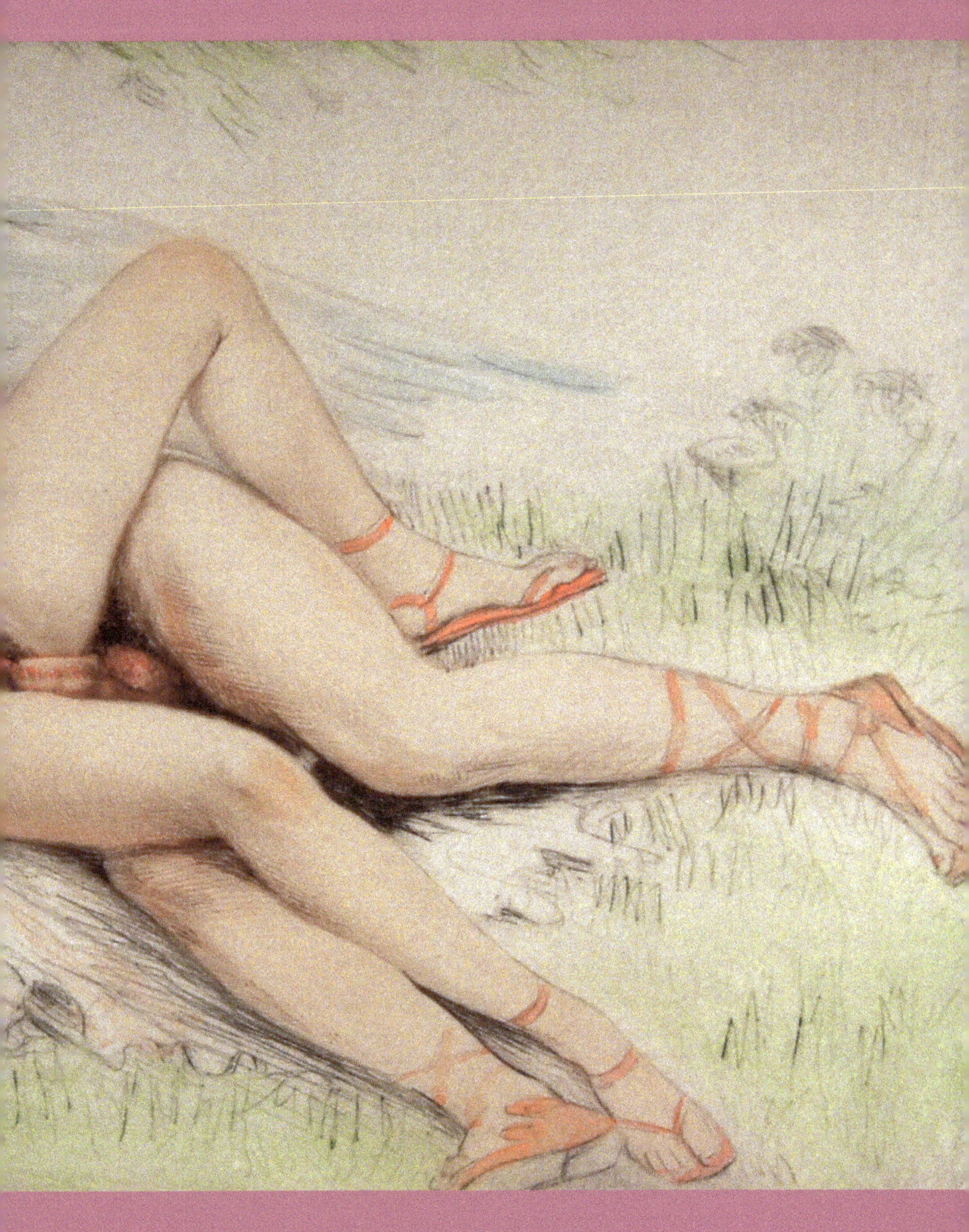

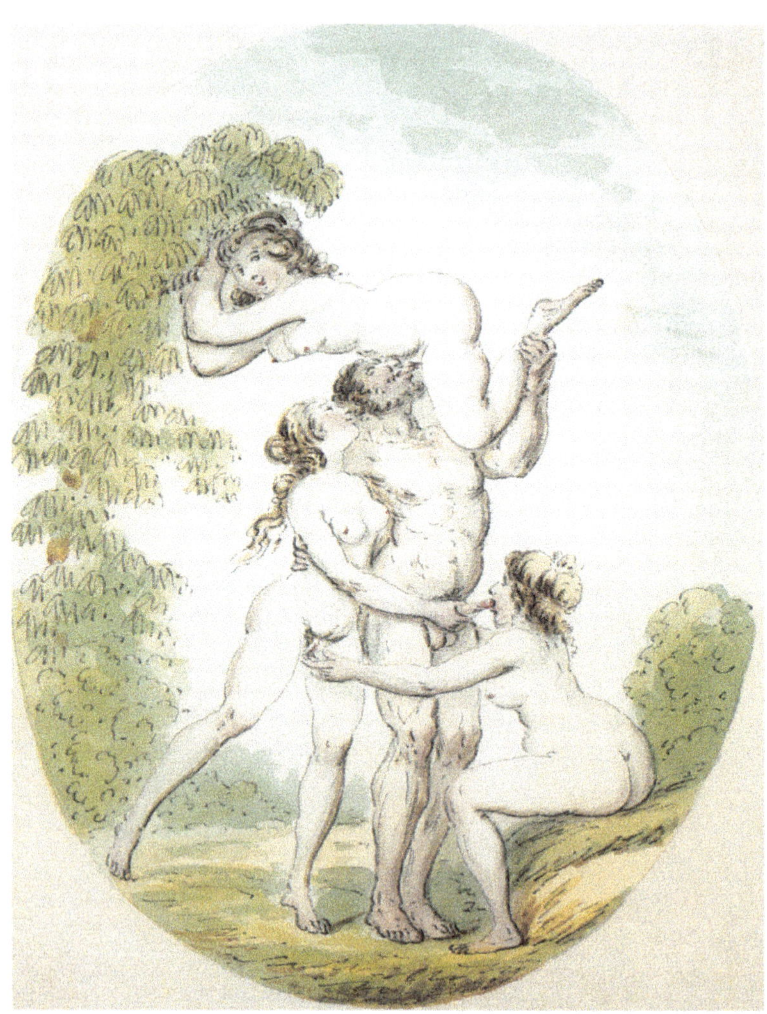

Vorhige Seite
22. P.E. Becat

23. Johann Heinrich Romberg,
    1763-1840

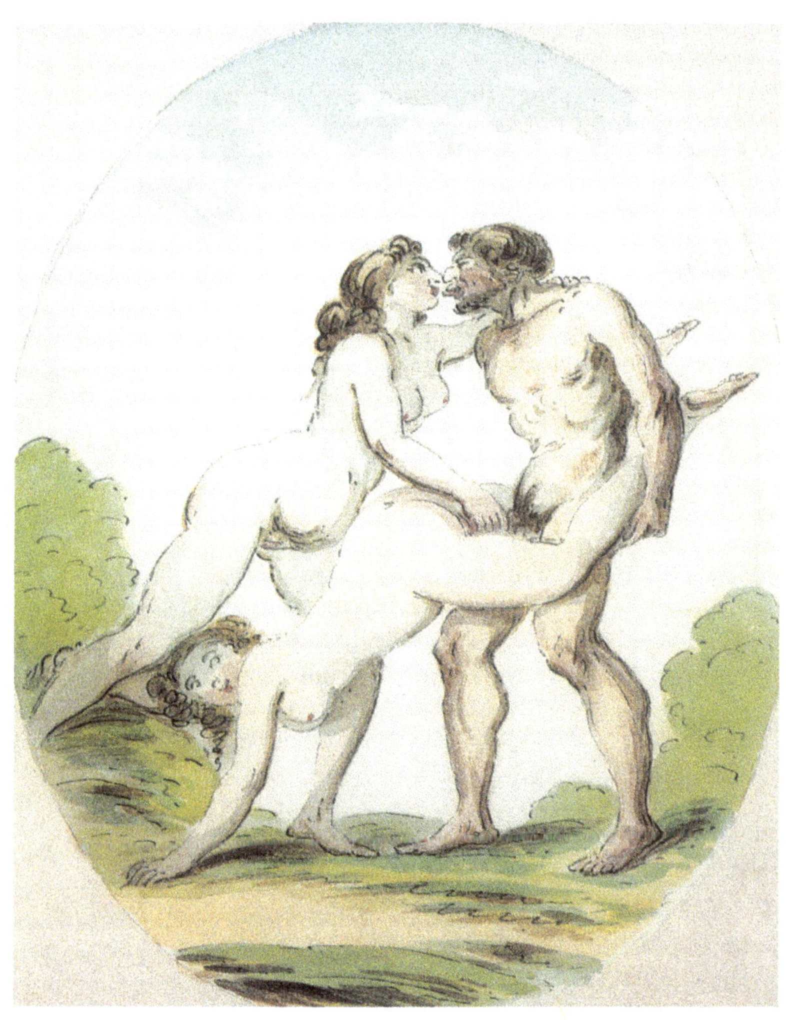

24. Johann Heinrich
Romberg, 1763-1840

Wenn später die ursprüngliche Einheit von Mutter und Kind einmal getrennt ist, strebt das Kind immer wieder danach, sich des mütterlichen Objektes zu versichern und von ihm Besitz zu ergreifen. In diesem „kannibalistischen" Stadium beißt sich der Säugling an der Mutterbrust fest, um sie zu behalten, gar einzuverleiben. Kommt diese Tendenz nicht später noch in dem Ausspruch „Ich habe Dich zum Fressen gern" zum Ausdruck?

Man weiß, dass die Tendenz, die Brust zu „fressen", sich „einzuverleiben", um so stärker wird, je nachhaltiger die Versagungen sind, denen ein Säugling ausgesetzt ist. Werden etwa im „Liebesbiss" solche frühen Versagungs-erfahrungen noch einmal aktualisiert? Gier, in welcher Form auch immer, ist eine Eigenschaft, die vom Schicksal der ursprünglichen erogenen Mundzone geprägt ist. Es gibt eine „Unersättlichkeit" auch im genitalen Liebesverhalten, das ebenso auf frühe orale Versagungen zurückzuführen wäre. So haben bestimmte Formen der Nymphomanie ihre Wurzeln in einem frühkindlichen oralen Entzug. Insofern kann Oralität ein Modus sein, der das gesamte Verhalten zur Welt bestimmt: durch alle Sinnesorgane wird versucht, die Welt in sich „aufzusaugen".

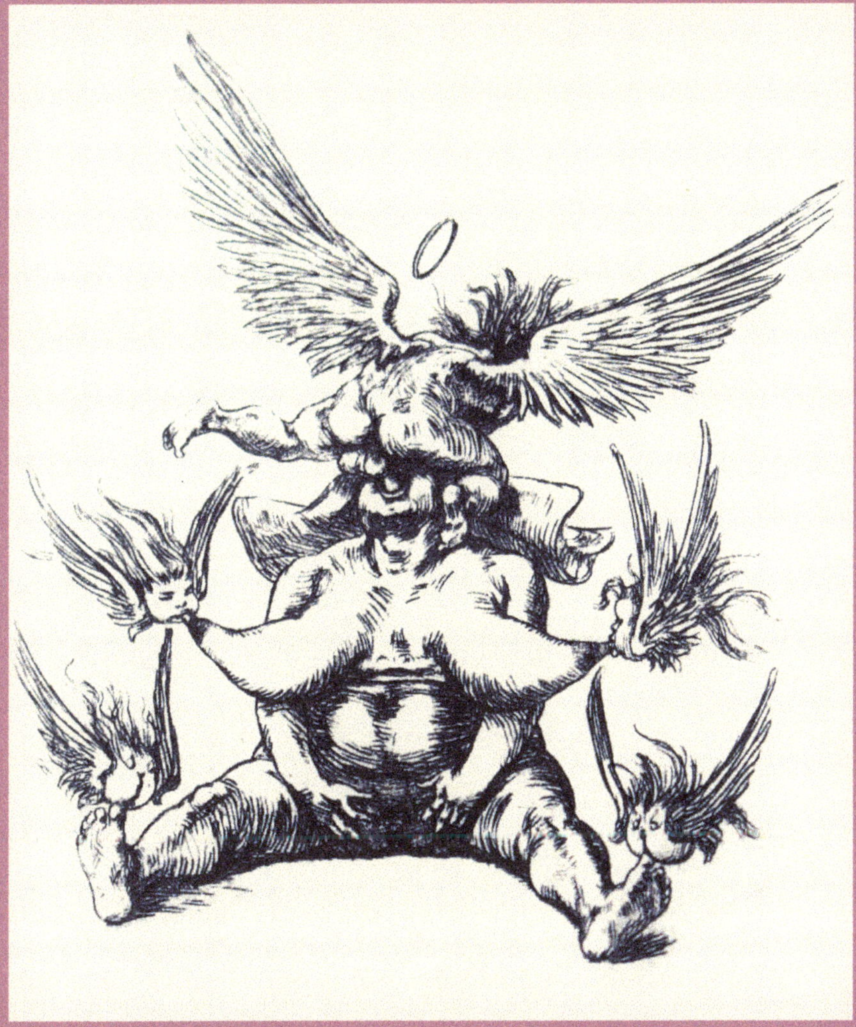

25. Félicien Rops, um 1890.

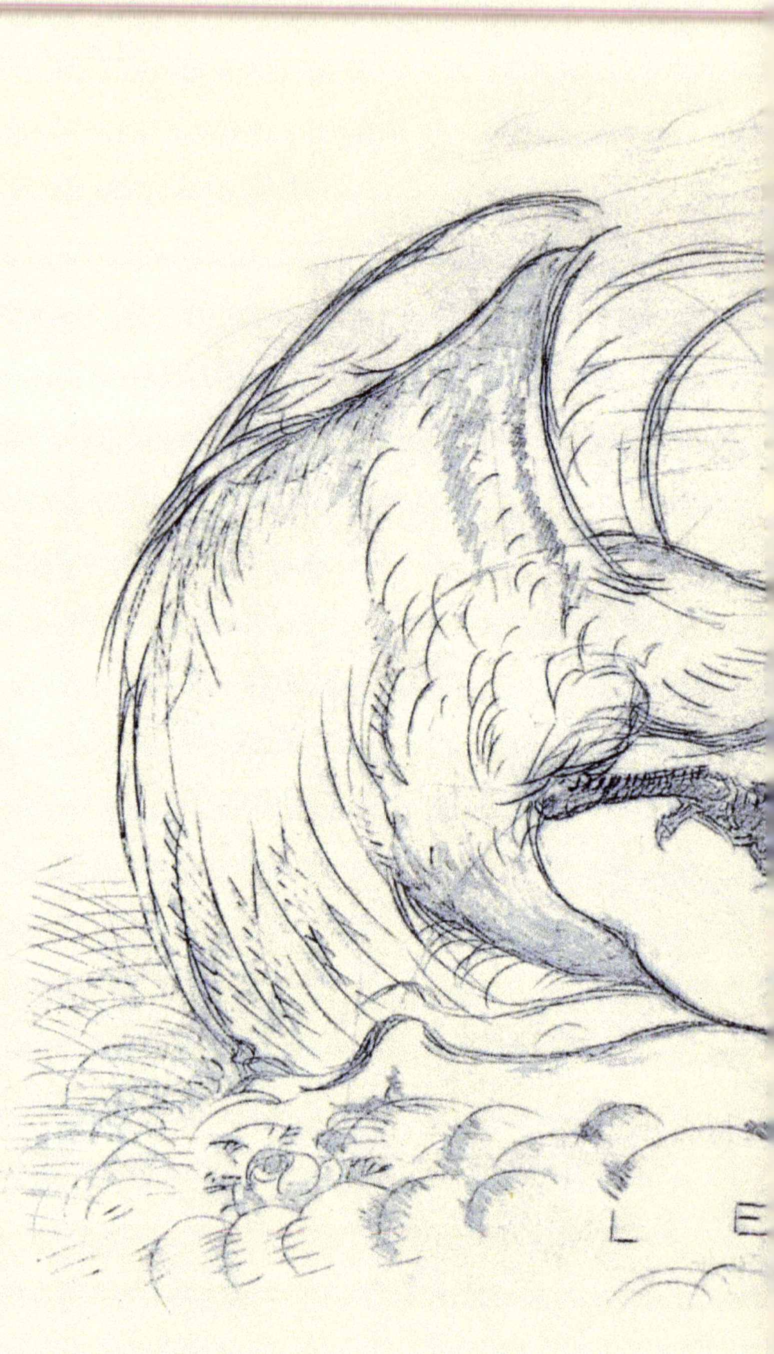

26. Ornikleio (Pseudonym von F.W. Kleukens), 1922.

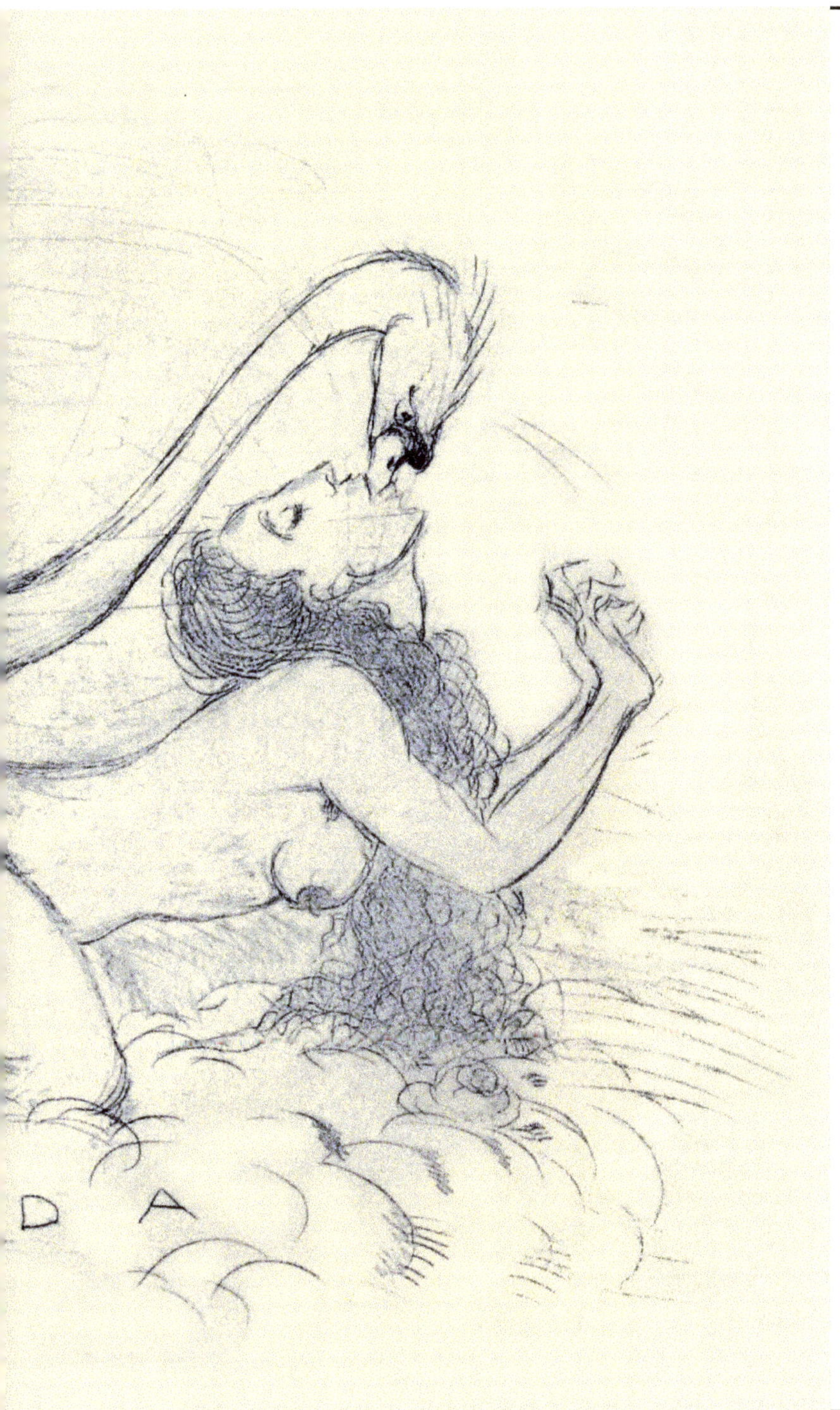

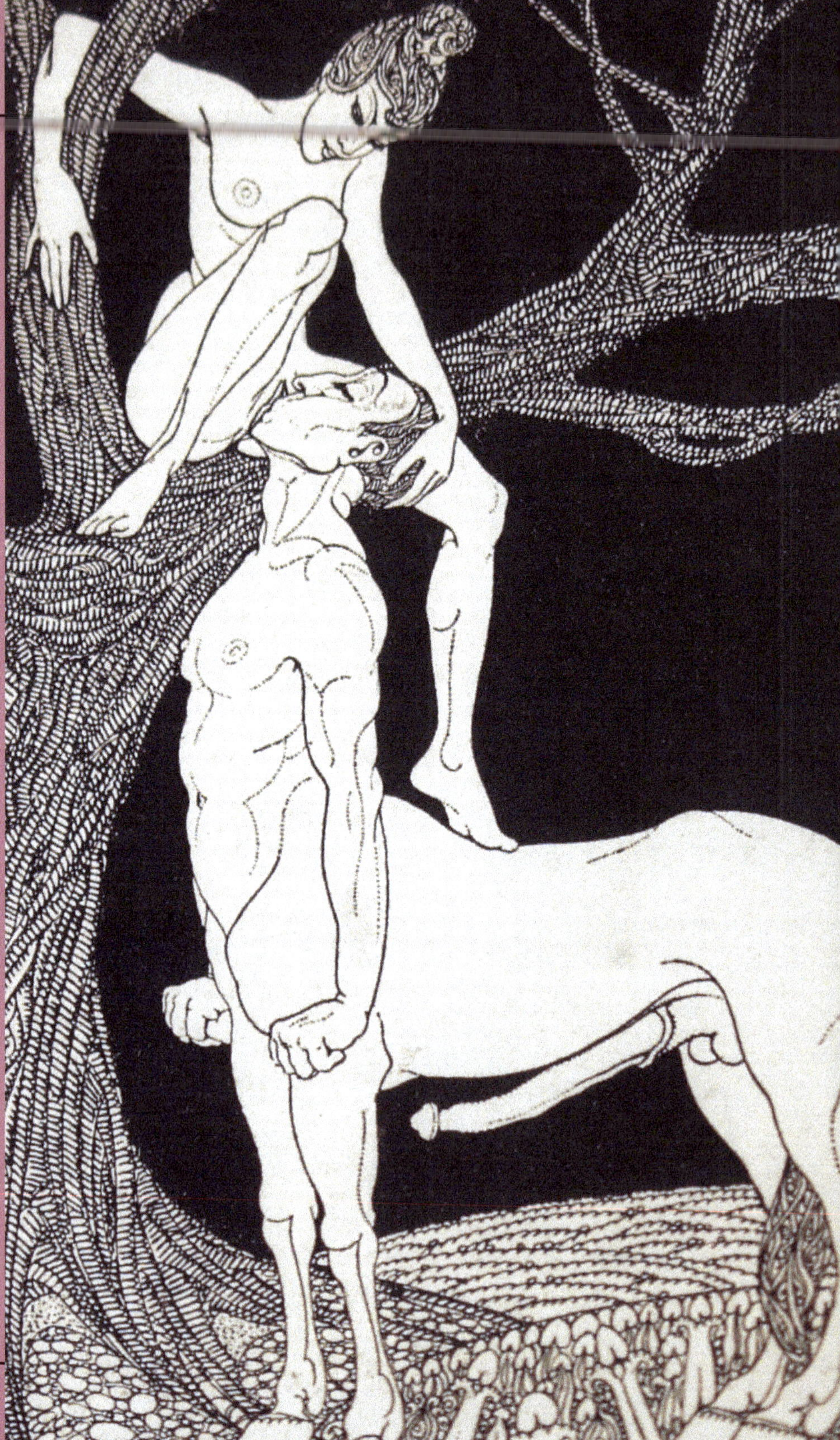

Der Glaube, die Scheide litte Hunger und müsse
gesättigt werden, weist auf eine Analogie von
Scheide und Mund hin. Die körperliche
Ähnlichkeit ist offensichtlich: Auch sie ist ein
„Grenzorgan", das von der äußeren Haut übergeht
zur inneren Schleimhaut. Wie der Mund, so ist sie
feucht, kann aber auch unangenehm trocken
werden. Orale Sexualität kann auf diese Weise
nicht nur ein Wiedererleben der kindlichen
Saugerfahrung sein, sondern auch ein Analogon
genitaler Sexualität. Die Frau fühlt sich bei der
Fellatio „in ihrem Mund geliebt". Und wenn man
die Vagina als einen Mund empfindet, wird auch
der Kuss darauf zu einem „natürlichen" Akt.
Auch der bei einer Fellatio oder einem
Cunnilingus passiv Stimulierte erfährt diese
Praktiken als so wollusterzeugend, dass sie dem
Koitus-Erlebnis gleichkommen. „Eine Frau, die
eine Künstlerin mit ihrem Mund ist", preist Paul
Ableman, „kann bei einem Mann eine Vielzahl
raffiniertester Reizungen hervorrufen, die im
Koitus niemals erreicht werden können". Der
Mund ist ein höchst bewegliches, mit einem
ausgezeichneten Instrument für taktile
Stimulierung ausgestattetes Organ; er befindet sich
in einem Teil des Körpers, der ebenfalls sehr
beweglich ist, dem Kopf. Jedoch schließt die
passive Fellatio aus, dass zwei Körper einander
überall nahekommen; man kann den geliebten
Partner dabei nicht in den Armen halten. Einzig
der beidseitige Genitalkuss in der „69"-Position
gewährt wieder eine größere Nähe.

27. Attila Sassy,
um 1910.

Während die Fellatio heute zu den erotischen Gesellschaftsspielen zu gehören scheint, kam sie früher vorzugsweise gegenüber älteren Männern, deren Potenz im Nachlassen begriffen ist, zur Anwendung. Schon bei den Römern galt sie als letztes „Aushilfsmittel der Alten und Impotenten". In einem Epigramm von Martial heißt es:

„Weshalb nennst Du, Thais, Greis mich öfter? Greis ist, Thais, den Mund zu schänden niemand".

Ebenso spottete man, dass der Cunnilingus nur von impotenten Männern und von Greisen als ein Ersatz für die erloschene Kraft des Penis ausgeübt werde. So ist bei Martial zu lesen:

„Linus, der als verbuhlt nicht wenigen Mädchen bekannt ist, Büßte die Manneskraft ein, Zunge, nun nimm dich in Acht".

Im Falle des passiven Cunnilingus ist der Wollustfaktor noch entscheidender, da sich bei der Frau die sexuelle Erregung auf die Klitoris konzentriert. Beim Koitus kommt der Penisschaft mit ihr aber kaum in unmittelbaren Kontakt.

Jede sexuelle Handlung ist mehrfach determiniert. So darf nicht übersehen werden, dass bei der passiven Fellatio und dem passiven Cunnilingus auch der Wunsch nach Unterwerfung des anderen bedeutend sein kann.

28. Attila Sassy,
um 1910.

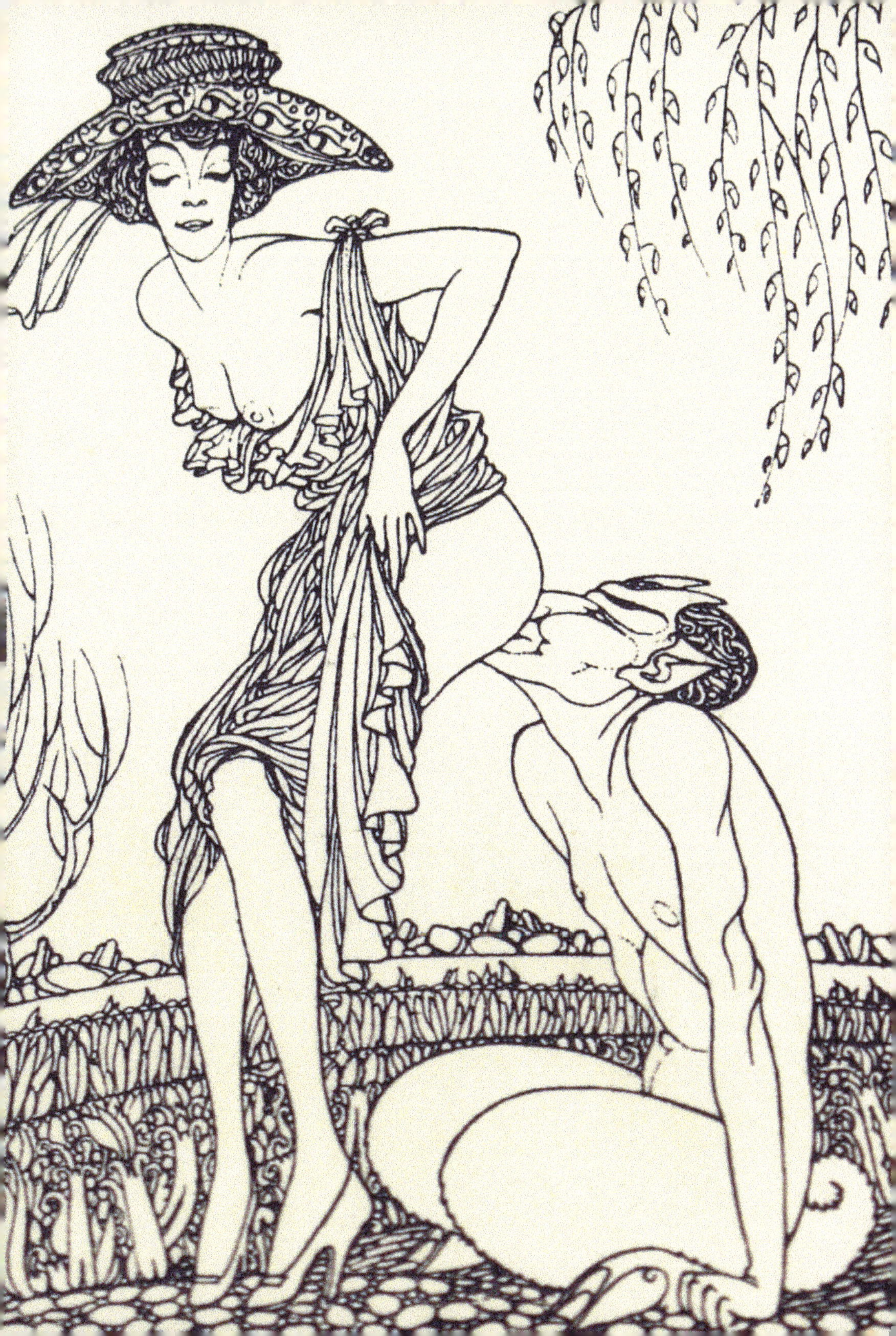

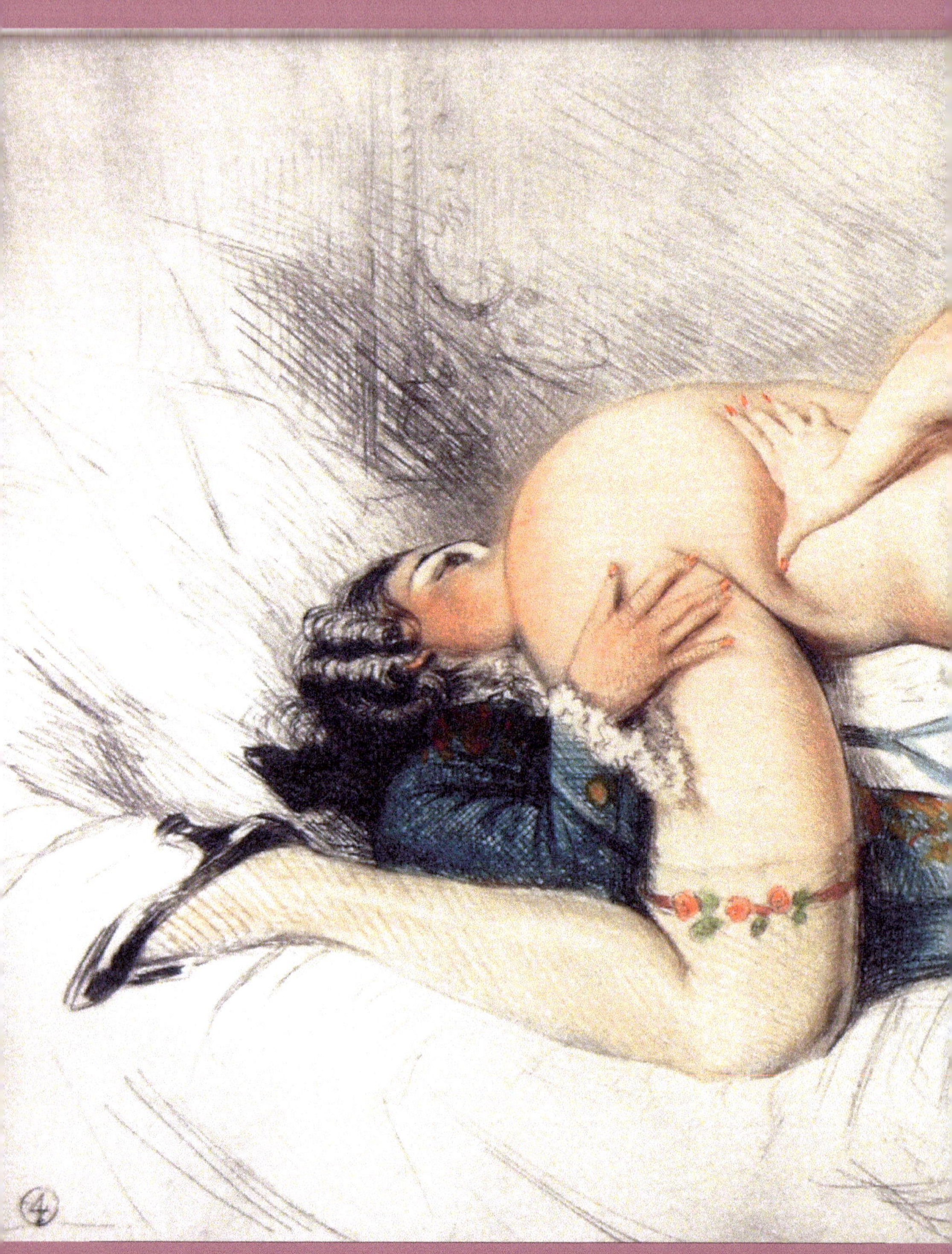

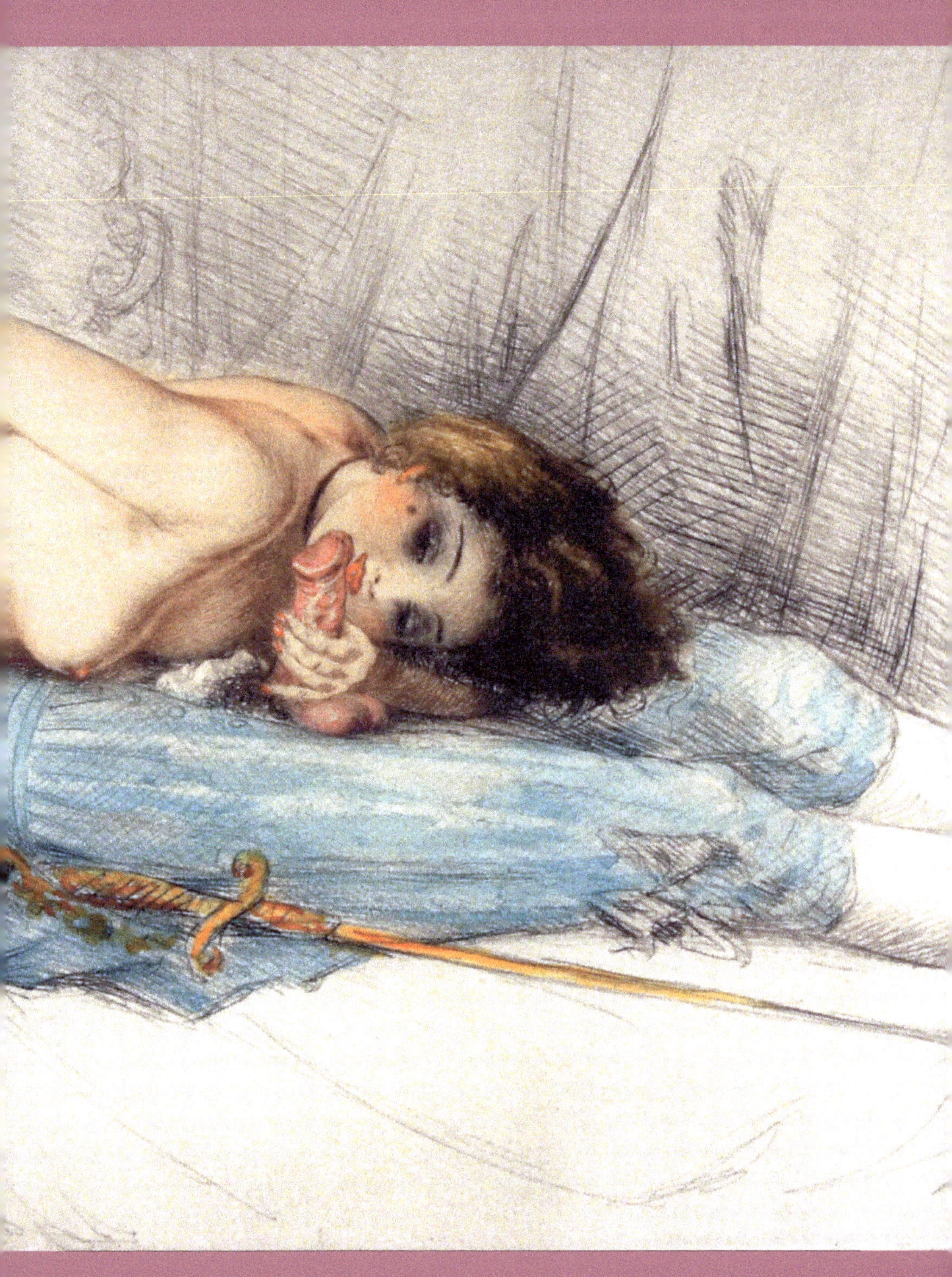

Die aktive Gegenseite wiederum kann aus dieser Konstellation einen masochistischen Lustgewinn ziehen. So wird der Fall einer Krankenschwester berichtet, die gezwungen wurde, einen der Stationsärzte zu befriedigen. Er pflegte „seinen Penis in ihren Mund zu zwängen", und sie „besaß nicht die Kraft, sich dagegen zu wehren". Doch kann der Mann in dieser Situation auch in untergeordneter Position sein: in dem Falle, dass die Frau derart aktiv von „ihm" Besitz ergreift und ihn zu ihrem Objekt zu machen versucht. Entscheidend ist stets die Fantasie, die eine Szene begleitet. Und Stekel beschreibt den Fall eines ausgesprochen masochistisch veranlagten Mannes: „Anastasia behandelte mich, wie ich behandelt werden wollte: Sie pflegte mich mit allen möglichen Vorwürfen zu empfangen, machte mir Eifersuchtsszenen und ohrfeigte mich. Ich musste sie entkleiden und mich dann so unters Bett legen, dass nur mein Kopf herausragte, und sie setzte mir dann den nackten Fuß auf den Mund und befahl mir, ihre Zehen zu lecken... Dann musste ich ihre Vagina lecken, ein Vorgang, den sie sehr gern hatte; sie hockte sich dazu über mich und brachte ihre Genitalien nahe an mein Gesicht..."

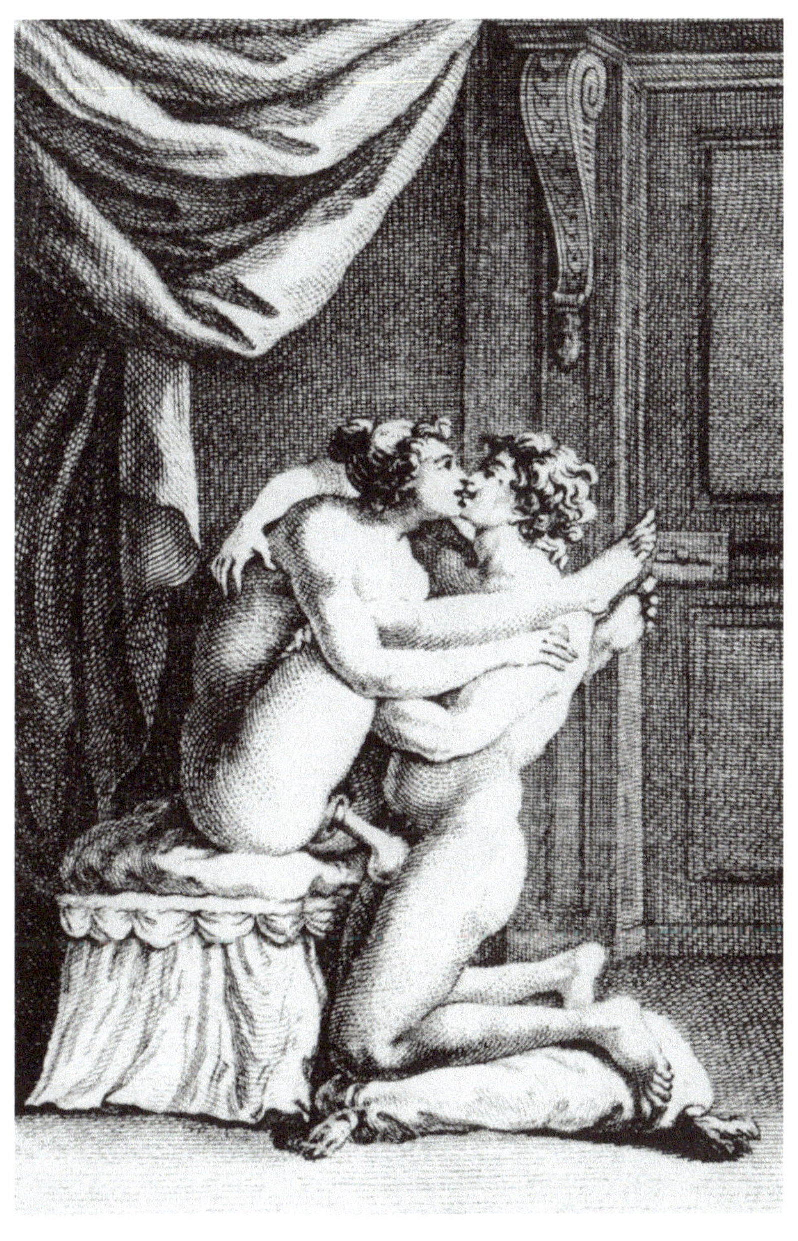

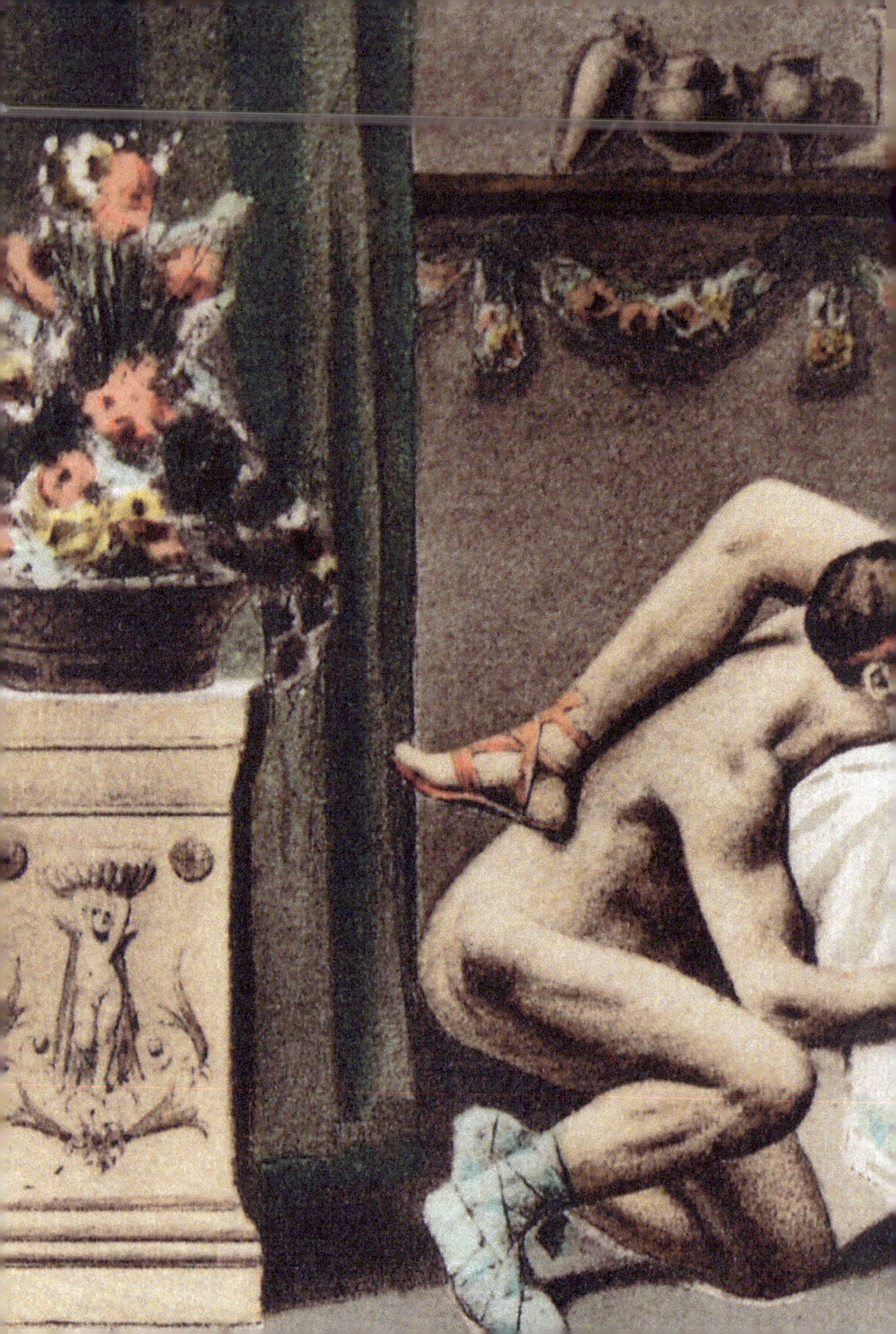

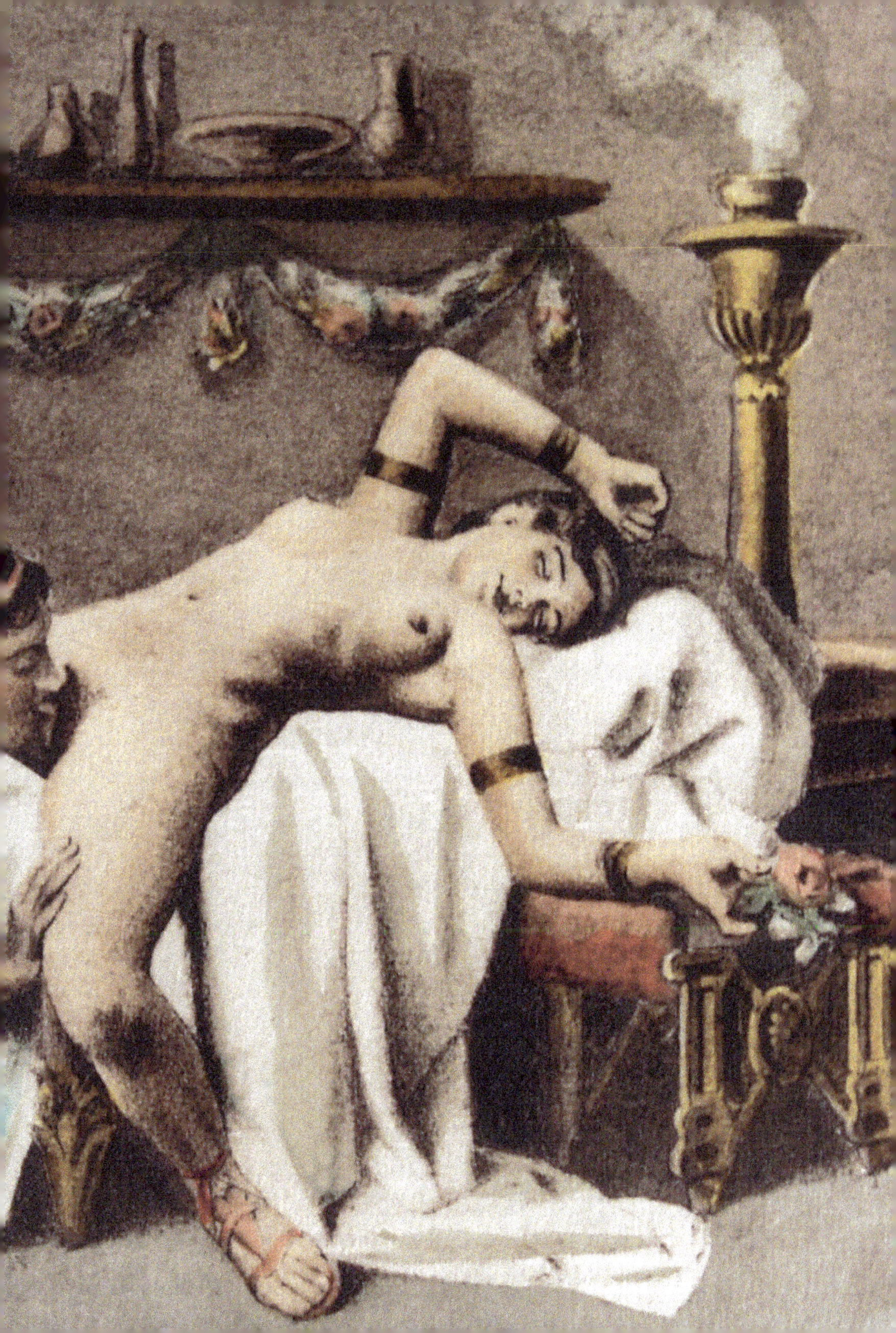

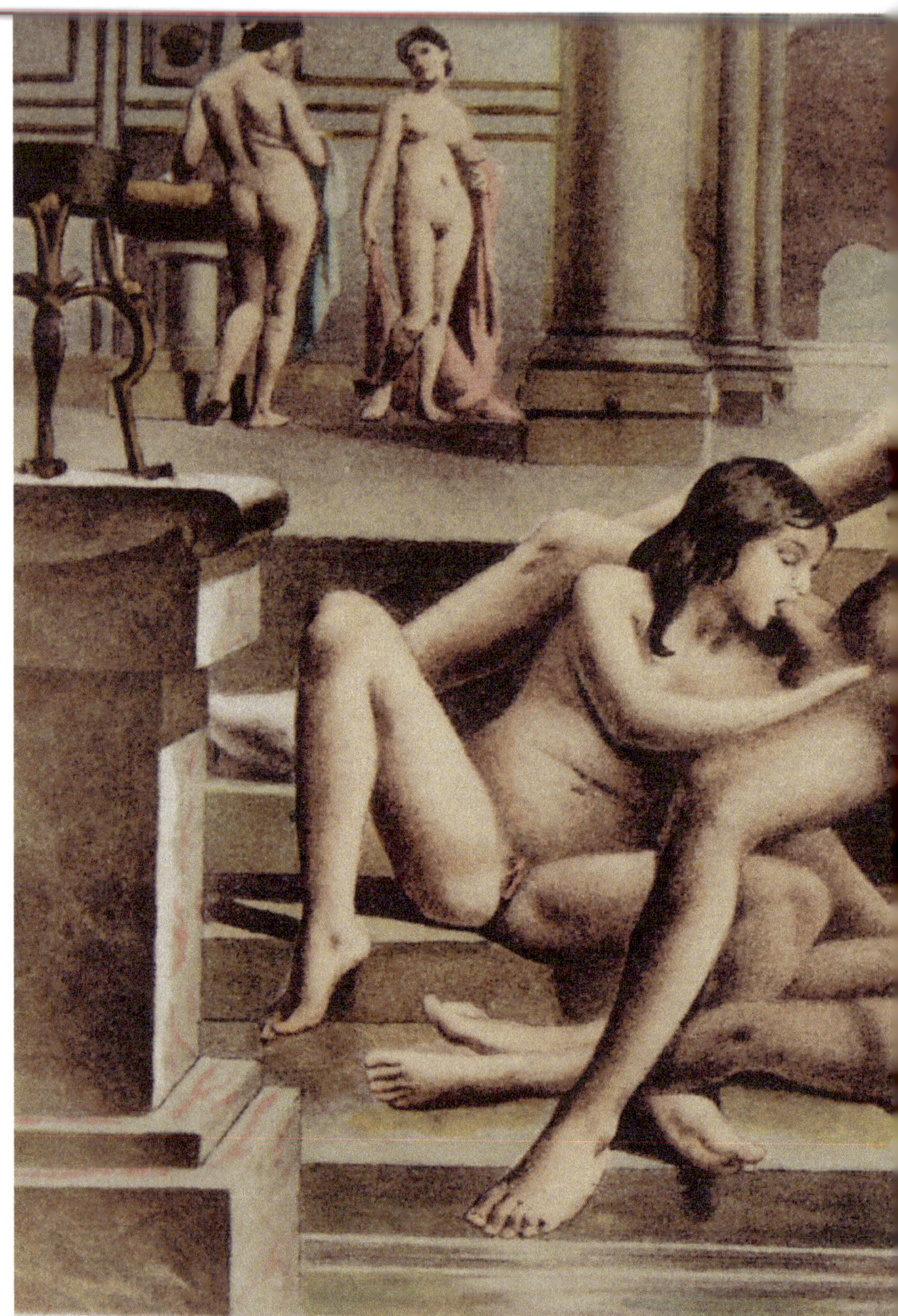

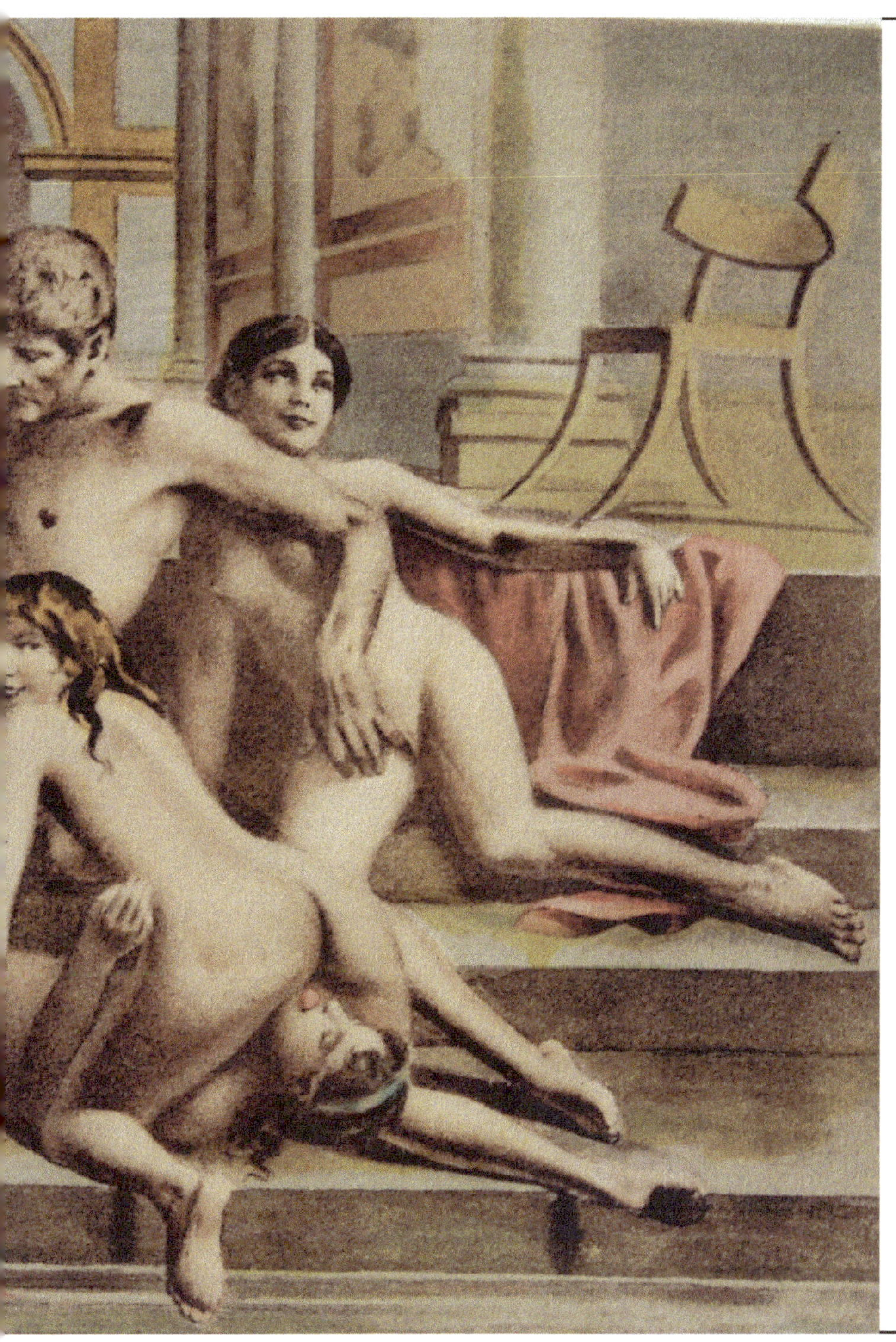

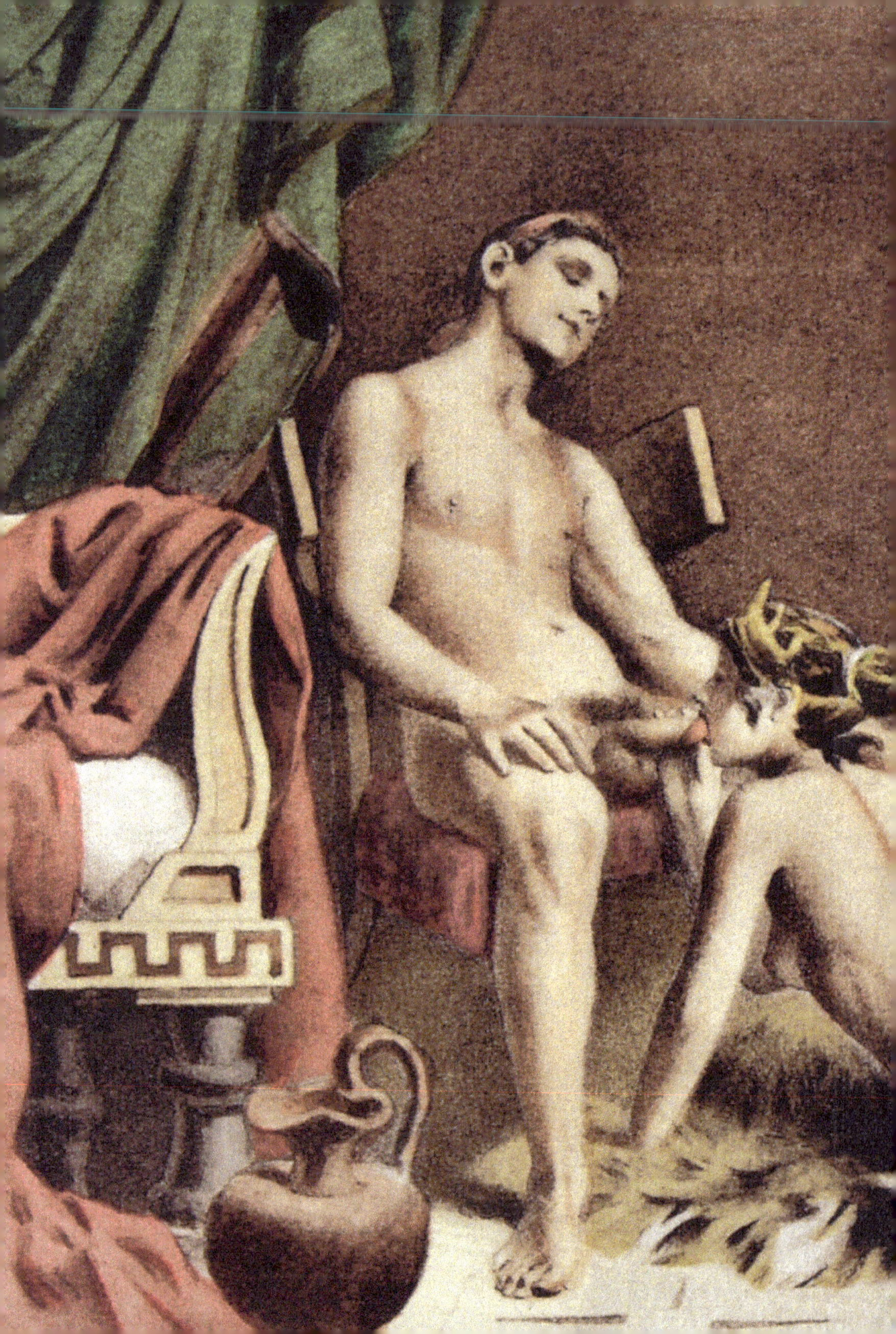

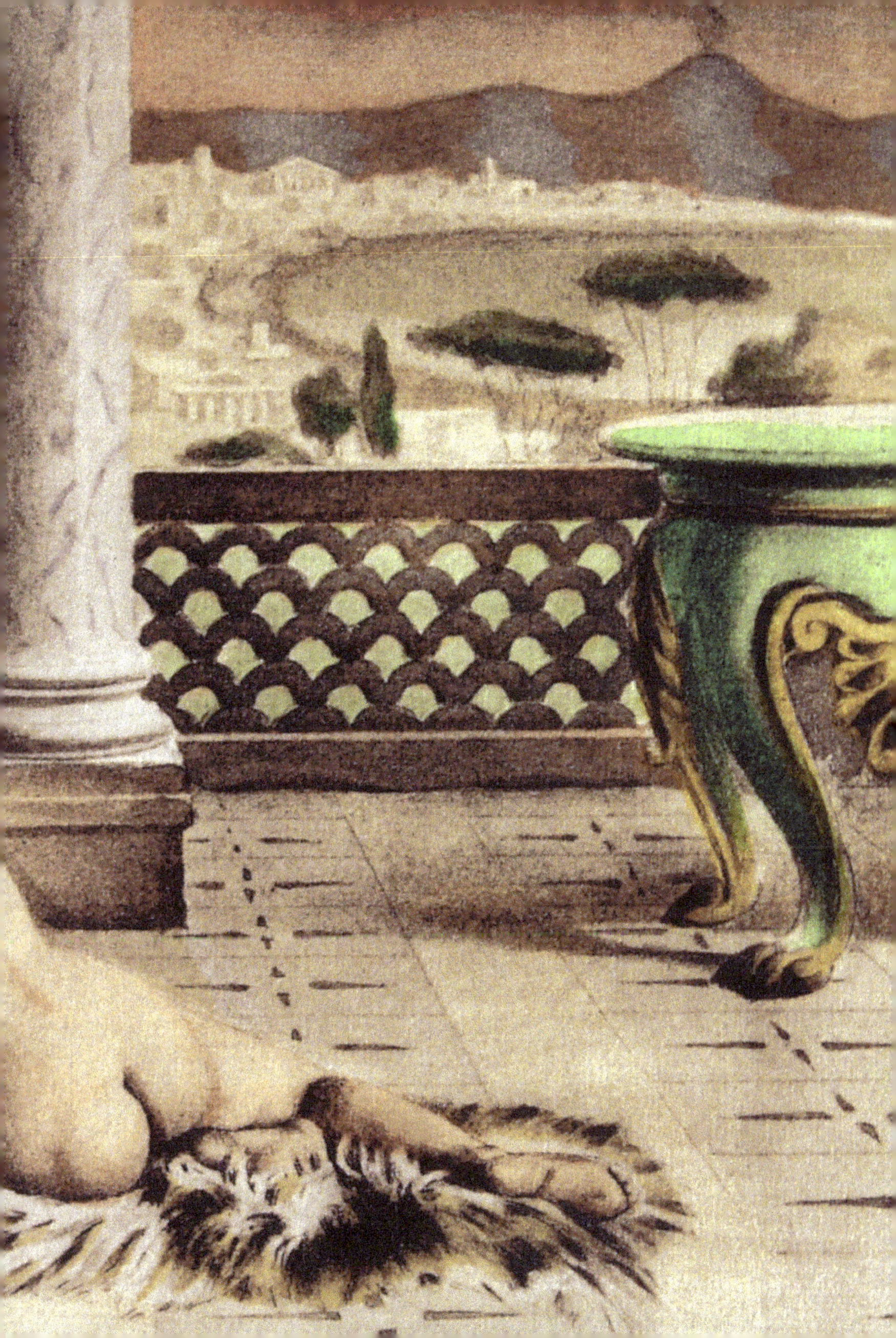

Auch das „Schmecken wollen" der geliebten Person und ihr Genitalgeruch sind beim Cunnilingus und bei der Fellatio von Bedeutung.

Noch am Ende des 19. Jahrhunderts war es nicht ungewöhnlich, dass bürgerliche Sexualwissenschaftler sich verächtlich über den Cunnilingus äußerten. Die meisten betrachteten diesen Akt als ekelerregend und widernatürlich. Albert Moll echauffierte sich 1891 über die „Männer der sogenannten guten Gesellschaft", weil diese „enorm häufig" den Cunnilingus beim Weibe ausführten und es als selbstverständlich betrachteten, dass man dies ungestraft tun könne! Ein Verbrechen gegen die Männlichkeit? Nicht zuletzt wird der Cunnilingus von Frauen ausgeführt, die sich in lesbischer Liebe verbunden fühlen.

Geruch, Geschmack, Berührung: all diese Komponenten gehen in den Genitalkuss ein. Diese Impressionen verdichten sich in einer Schilderung Oscar Wildes aus seinem Roman „Teleny":

„Lautlos näherte ich mich auf Zehenspitzen ihrem Bett, genau wie eine Katze, kurz bevor sie zum Sprung auf eine Maus ansetzt, und dann glitt ich langsam zwischen ihre Beine. Mein Herz klopfte schnell, gierig suchten meine Augen, was sie so sehnsüchtig zu sehen verlangten. Als ich auf allen Vieren näher kam, mit der Nase voran, stieg mir ein starker, berauschender Duft von weißem Heliotrop zu Kopf.

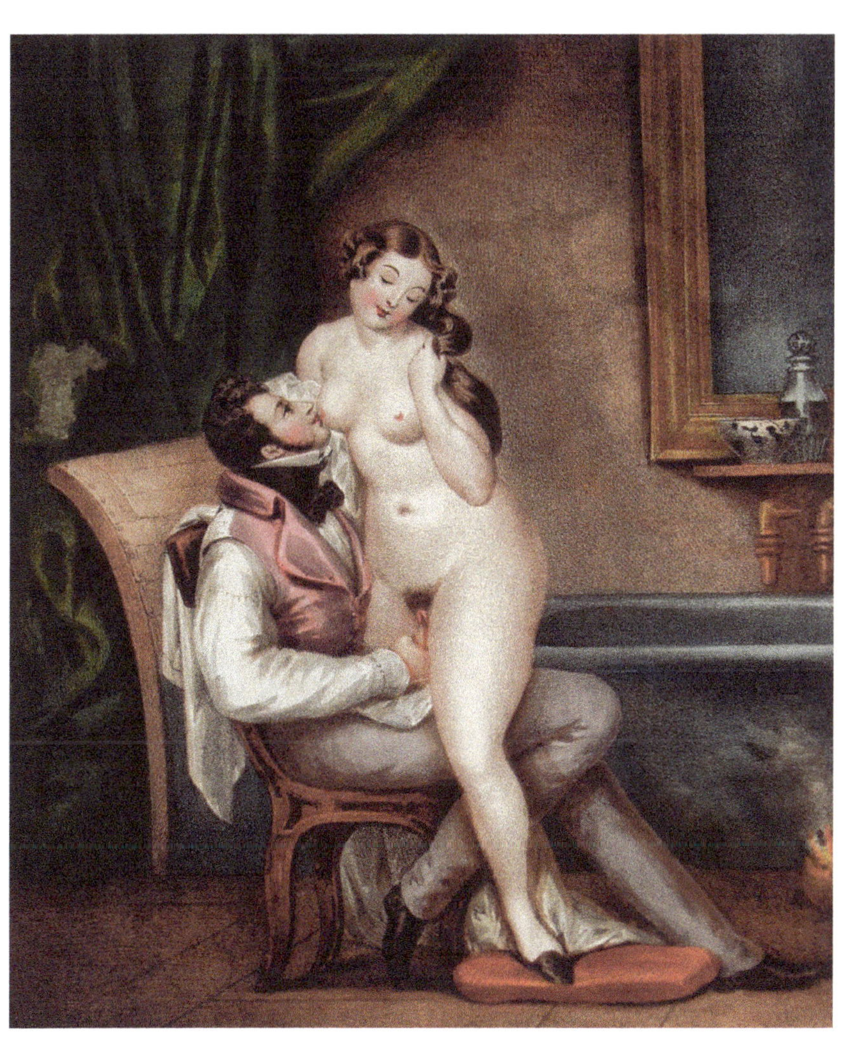

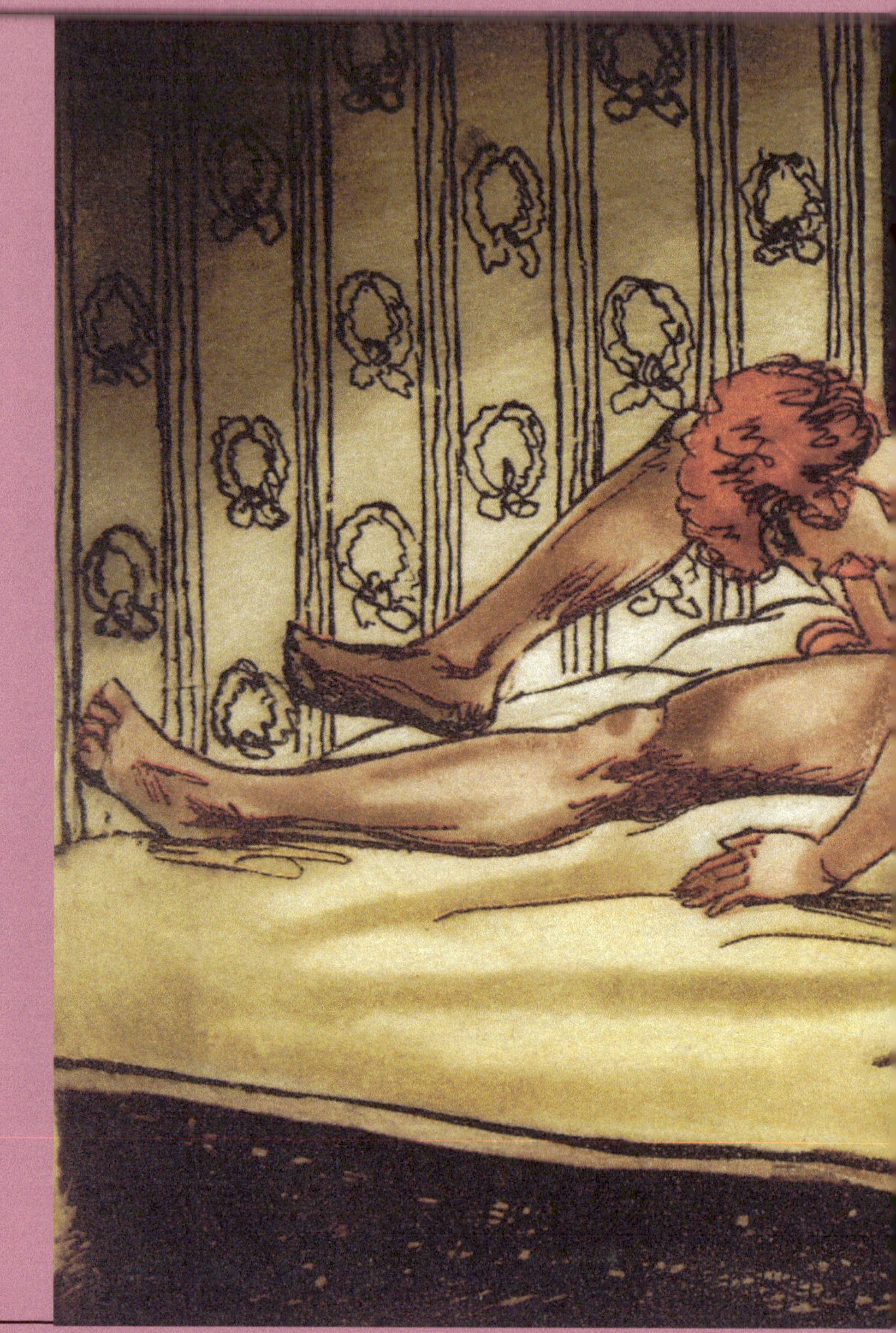

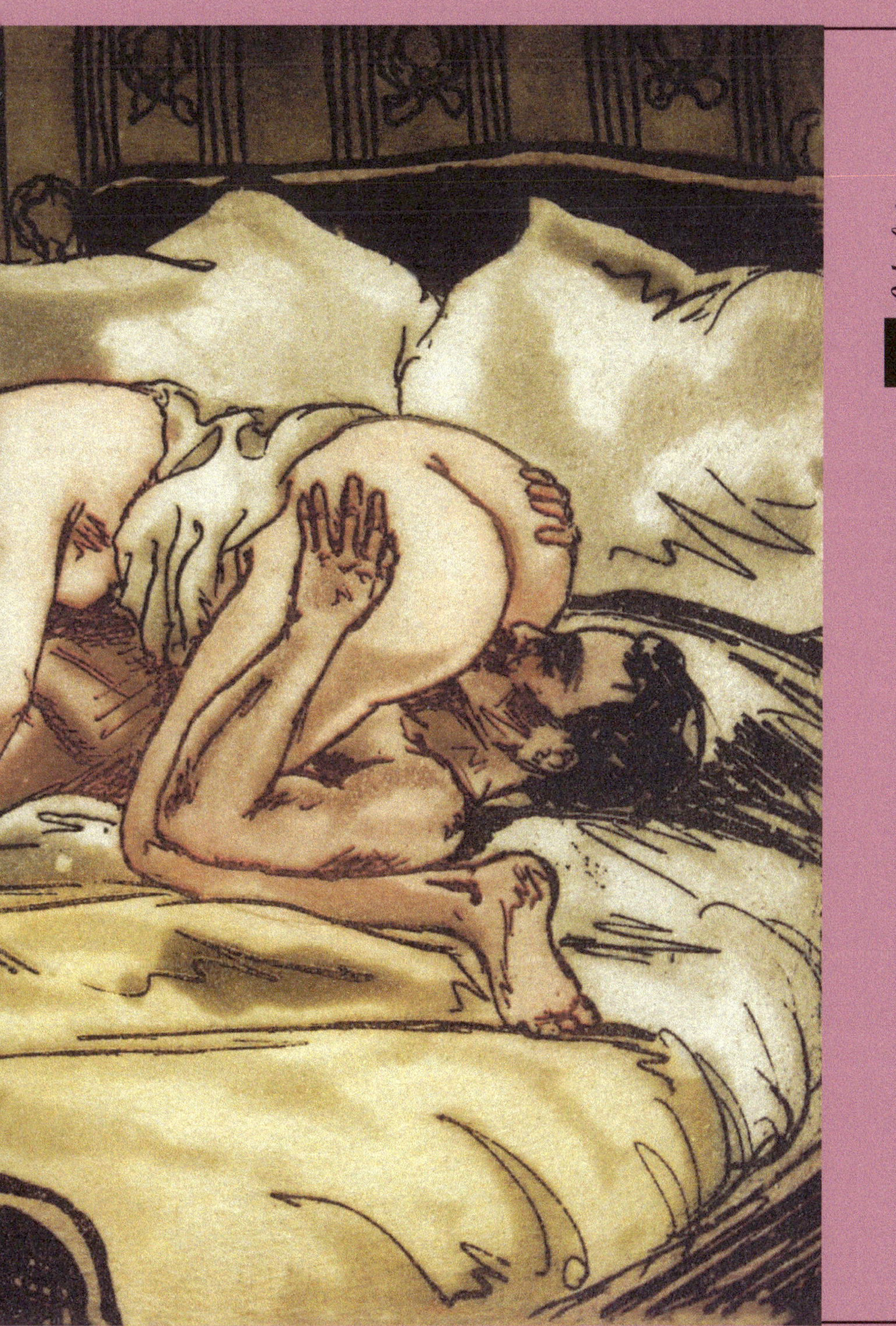

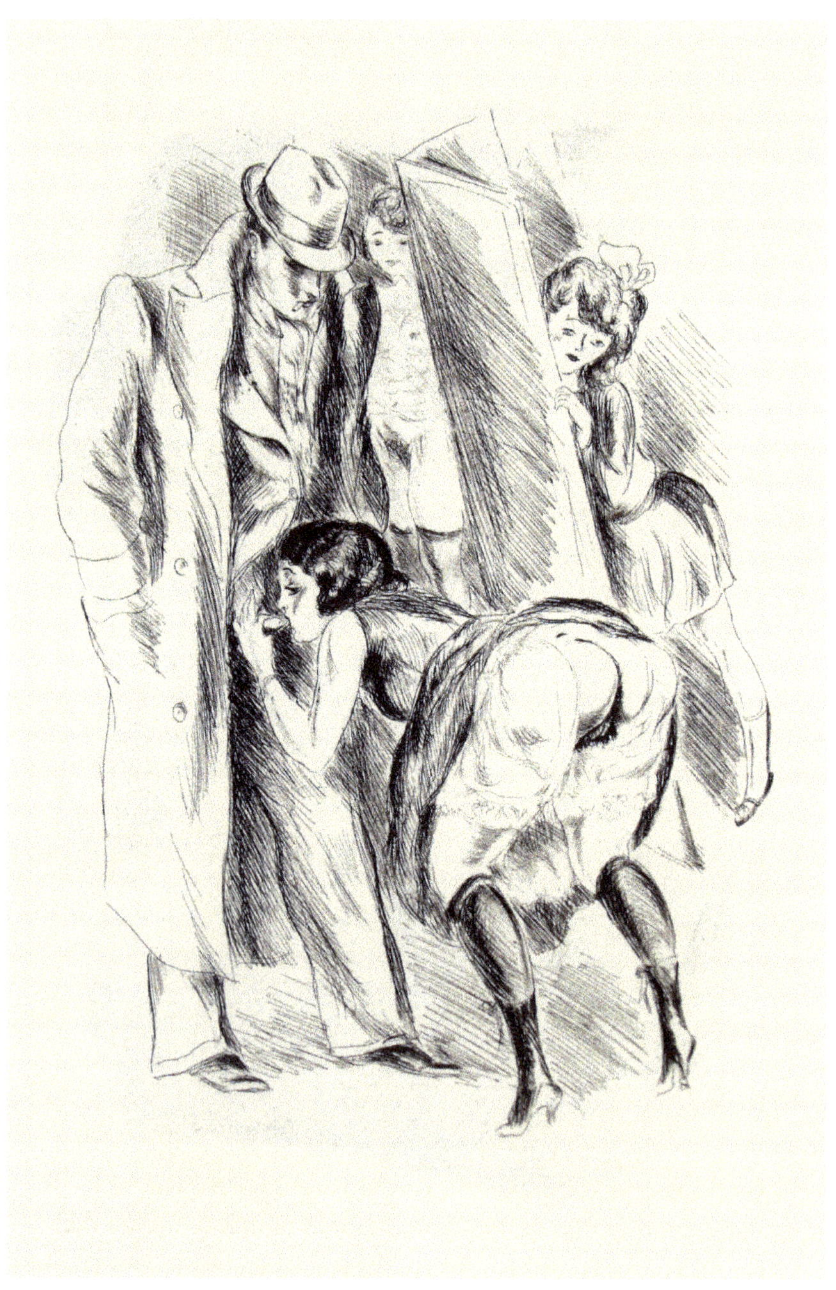

36. Berthomme de Saint-André, 1930.

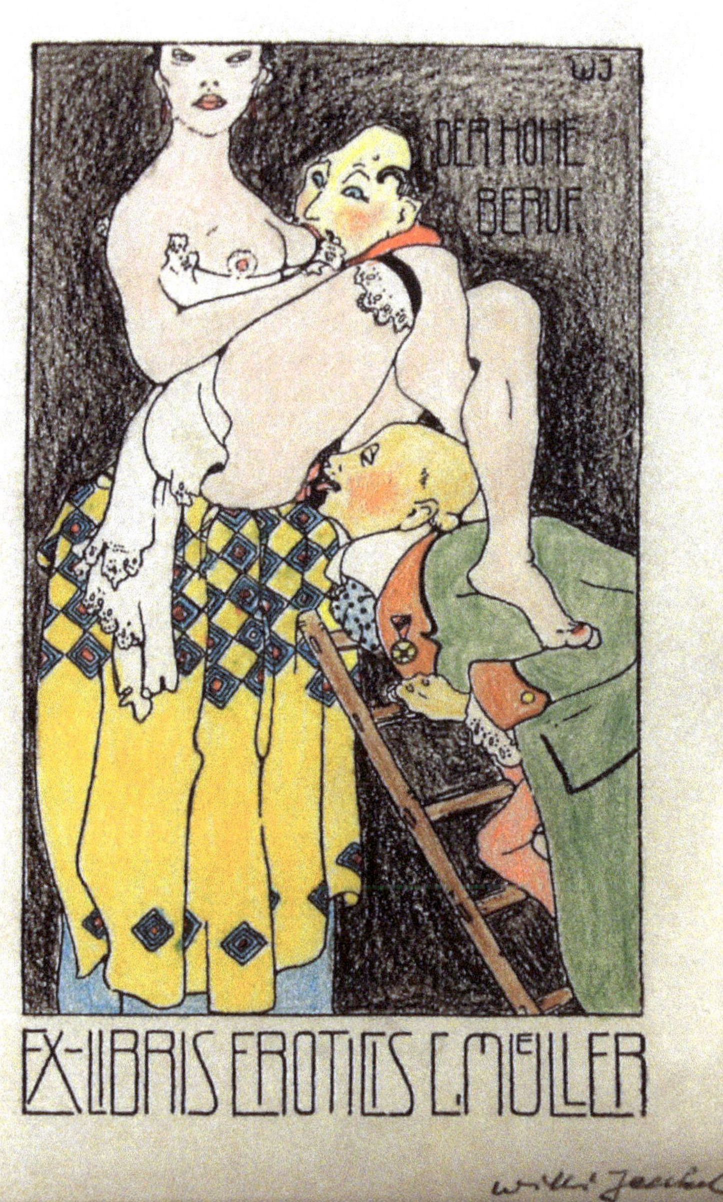

37. Willy Jaeckel, um 1925.

38. Deveria,
romantische
Lithographie,
um 1830.

Vor Erregung zitternd, öffnete ich weit meine Augen, und scharf hinschauend drangen meine Blicke zwischen ihre Schenkel. Zunächst war nichts zu sehen als ein Büschel krausen nussbraunen Haares, das sich zu winzigen Kringeln ringelte und dort wuchs, als sollte es den Eingang zu diesem Freudenquell verbergen. Als Erstes zog ich leicht ihr Nachthemd höher, dann strich ich sanft das Haar auf die Seiten und teilte die beiden lieblichen Lippen...

Als dies getan war, weidete ich meine hungrigen Augen an diesem zarten rosa Fleisch, das aussah wie das reife, süße Fleisch einer appetitlich anzuschauenden, wohlschmeckenden Frucht, und eingebettet in diese Kirschlippen lag eine kleine Knospe – eine lebendige Blume aus Fleisch und Blut.

Ich hatte sie offensichtlich mit meiner Fingerkuppe gekitzelt, dann als ich darauf niedersah, zuckte und bebte sie, als wäre sie von Eigenleben erfüllt... Bei diesem Wink verlangte es mich, sie zu kosten, sie zu kosen, und so beugte ich mich, unfähig zu widerstehen, tiefer und drückte meine Zunge auf sie, über sie, um sie, jeden Winkel und jede Ecke um sie herum erforschend, in jede Ritze und Spalte dringend...“

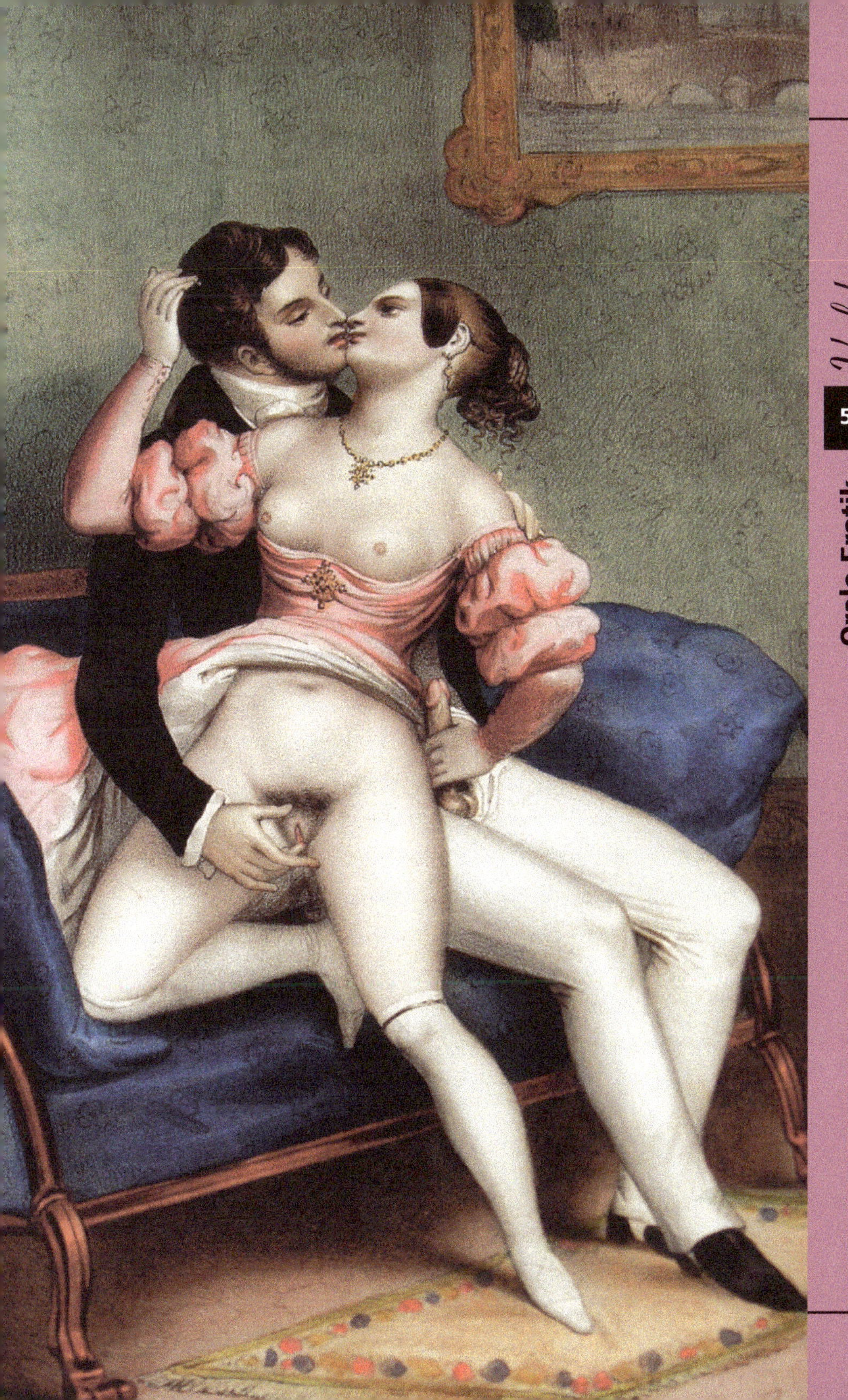

39. Lobel-Riche,
   1936.

Wenn Shere Hite in ihrer Umfrage aus den 70er Jahren feststellte, dass manche Frauen den Cunnilingus nicht zulassen, da sie fürchten, ihre Vulva könne „übel riechen" oder „hässlich aussehen", dann ist dies eher als Folge einer inneren moralischen Ächtung zu verstehen. Hygienisch und ästhetisch begründete Aburteilungen sind oft Derivate sexualmoralischer Einstellungen, die sich als solche aber nicht zu erkennen geben dürfen. Unterm Puritanismus lässt sich offener und leichter von „Reinlichkeit" reden als von Sexualängsten.

Wenn schon der Kuss auf das Gesäß der ungehörigste aller Küsse ist: dann liegt auf dem Kuss auf den Anus das stärkste Tabu. Dass der Analbereich schon in der Prägenital-Phase zu einer hochgeschätzten erogenen Zone des Kindes gehört, wissen wir seit Freuds Studien. Kinsey kam durch seine empirischen Untersuchungen zu der Annahme, dass mehr als die Hälfte aller Menschen durch einen Reiz am Anus erotisch erregbar sei. Den größten Reiz auf die Analschleimhaut übt offenbar das Lecken aus. Stekel behauptet sogar, dass der Anilingus einmal als höchste Liebesbezeugung sehr geschätzt wurde, worauf Redewendungen hindeuteten, wie „Du kannst mich gernhaben!" Diese Redensart steht im deutschsprachigen Raum für die rüdere Aufforderung: „Du kannst mich am Arsch lecken!"

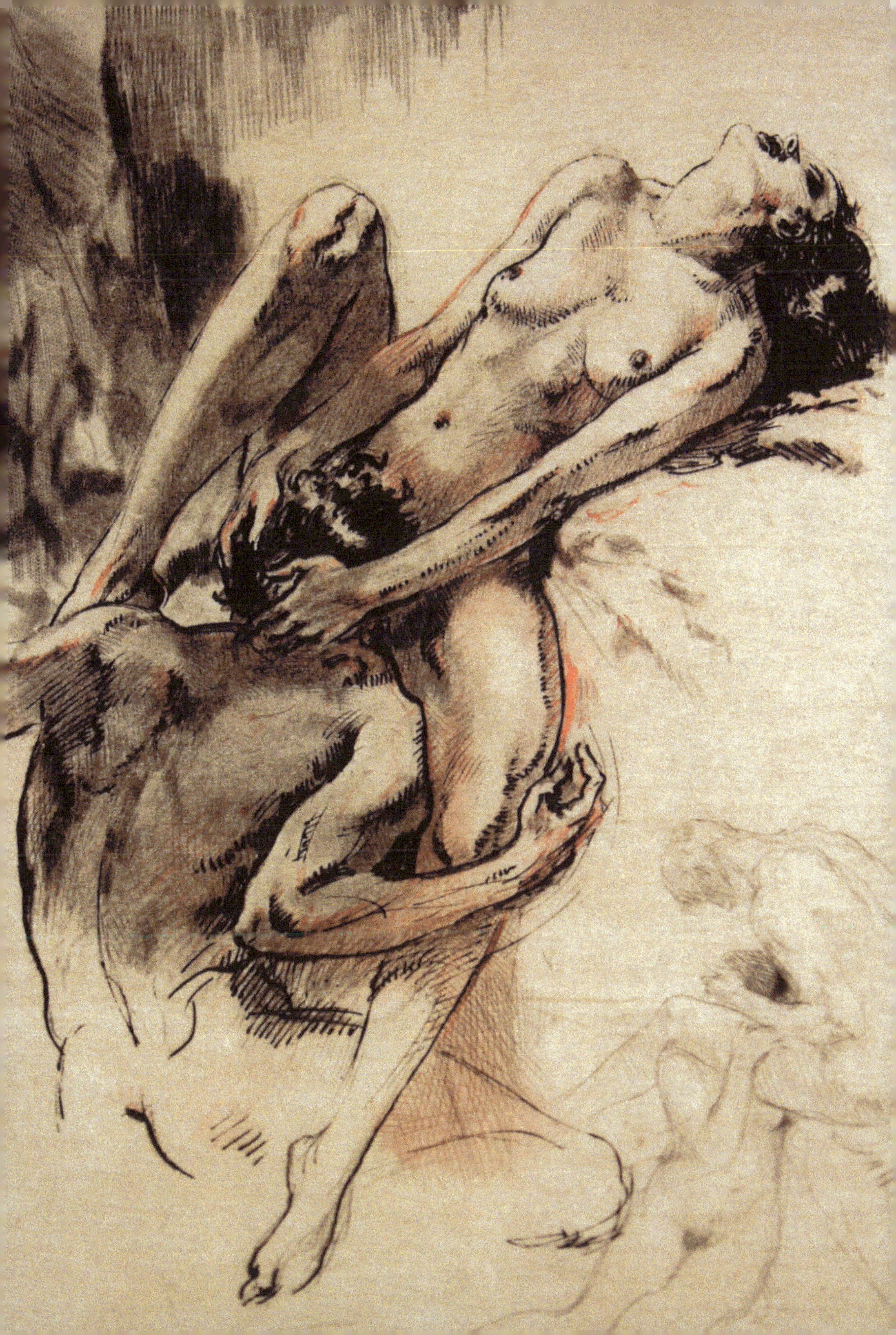

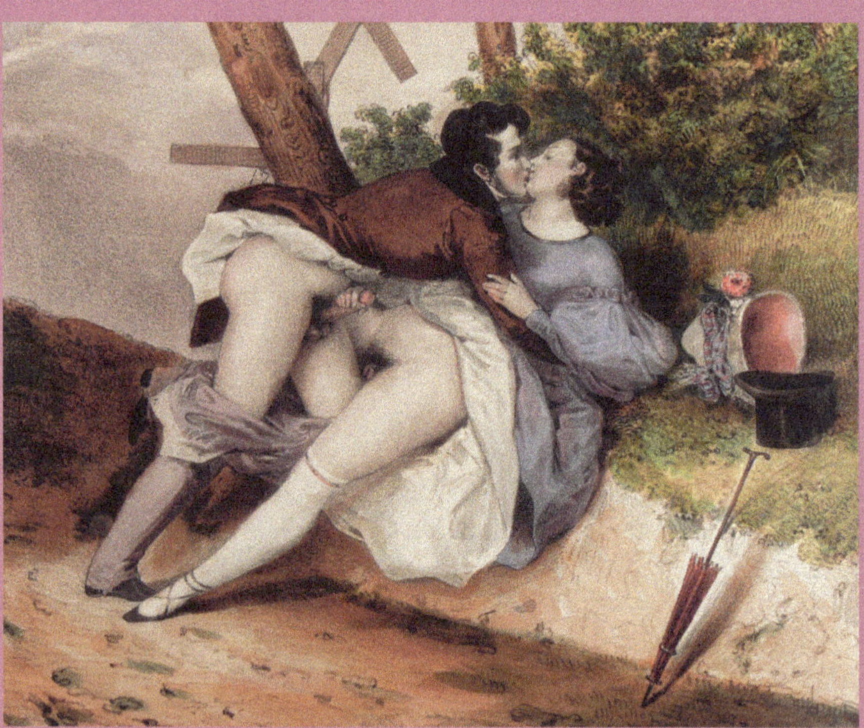

40. Achille Deveria,
romantische
Lithographie, um
1830.

Der Anilingus ist augenscheinlich der absoluteste
aller Unterwerfungsküsse. Doch Unterwerfung ist
immer zugleich Huldigung. So erweist man im
Teufelsglauben dem Teufel seine Ehrerbietung
durch einen Afterkuss. Und so wird beim
Hexensabbat – auch in Goethes Faust – auf dem
Blocksberg dem Teufel der Anus geküsst, was
dieser mit einem gewaltigen Flatus bestätigt. Alle
Satansfeste enden in einer wilden Orgie. Zu Zeiten
der Ketzer- und Hexenverfolgung wurde der
Anilingus zum Inbegriff der Teufelsanbetung.

Als sexuelle Selbsterniedrigung gab es den
Anilingus auch in unserer Zeit. Masters behauptet,
Gespräche mit ehemaligen Soldaten der alliierten
Besatzungsarmee in Deutschland hätten ergeben,
dass unmittelbar nach Ende des Zweiten
Weltkriegs viele Frauen der Besiegten aus eigener
Initiative den Siegern den After geleckt hätten.

In seinem Roman „Teleny" beschreibt Wilde auch
eine Anilingus-Szene: „Schließlich packte das
schwindsüchtige Mädchen mit ihren Händen die
Hinterbacken der anderen, und so einen
ungeheuren fleischigen Krater aufreißend, rief sie
aus: „Une feuille de rose". Ich wunderte mich
natürlich sehr, was sie wohl meinen könnte, und
fragte mich, woher ich jetzt ein Rosenblatt
nehmen sollte, denn im ganzen Haus war keine
Blume zu sehen; und dann sagte ich mir: Und
wenn sie eine hat, was will sie damit machen?

Ich sollte mich nicht lange wundern, denn die Marketenderin tat ihrer Freundin, was diese ihr getan. Woraufhin zwei andere Huren kamen, sich vor den Hinterteilen, die so für sie aufgehalten wurden, hinknieten, ihre Zungen in die schwarzen Arschlöcher legten und sie zu lecken begannen, zur Freude sowohl der aktiven und passiven Prostituierten als auch der Zuschauer".

An anderer Stelle des Romans soll durch den Anilingus die Analpenetration möglich gemacht werden:

„Seinen Kopf neigend, begann er zuerst das Loch in meinem Hintern zu küssen und dann seine Zungenspitze hineinzuschieben, was mich mit durchdringender, unsäglicher Lust erfüllte. Dann, als er das Loch flink rundum schlüpfrig gemacht, erhob er sich und versuchte seinen Phallus hineinzudrücken…"

Dass gerade diese Kuss-Variante als besonders ekelhaft empfunden wird, lässt Rückschlüsse auf einen neurotisierenden Verlauf der analen Phase zu. „Ekel" ist nicht nur von gesellschaftlichen Normen erzeugt: er ist auch Resultat persönlicher Triebschicksale. Wir ekeln uns davor, mit einem Fremden aus einem gemeinsamen Glas zu trinken. Zwei Verliebte dagegen lutschen an ein und demselben Bonbon.

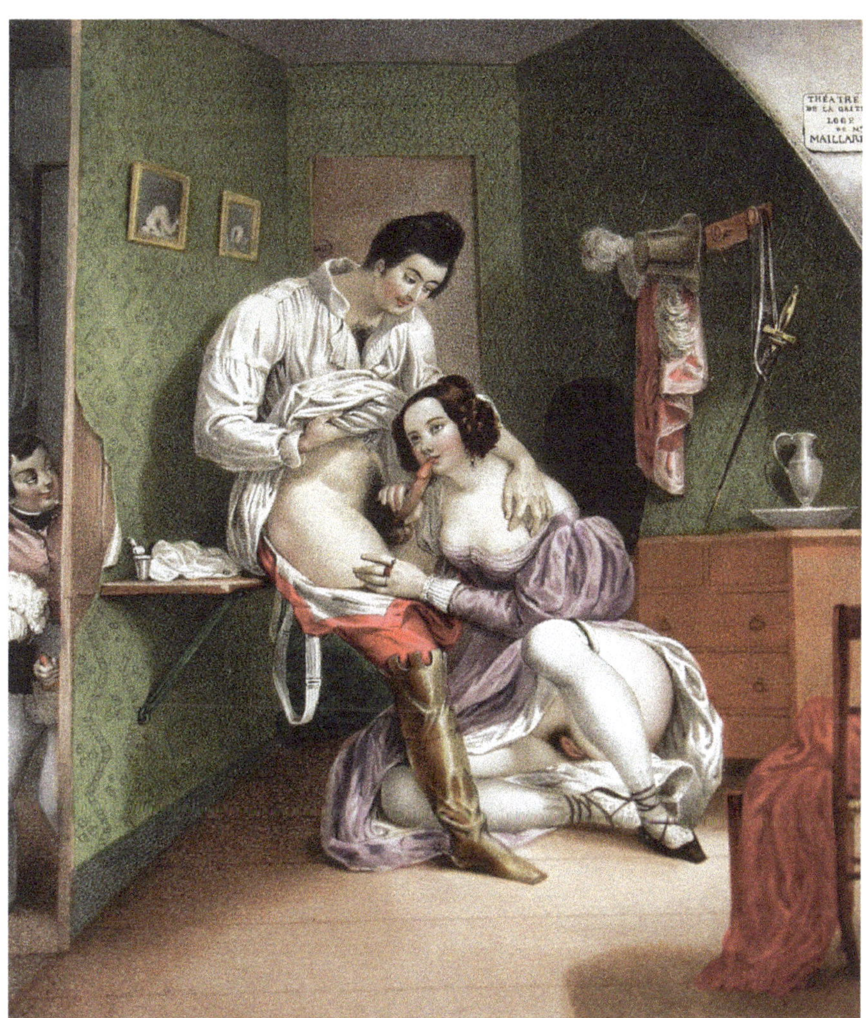

41. Achille Deveria,
romantische
Lithographie, um 1830
(Ausschnitt).

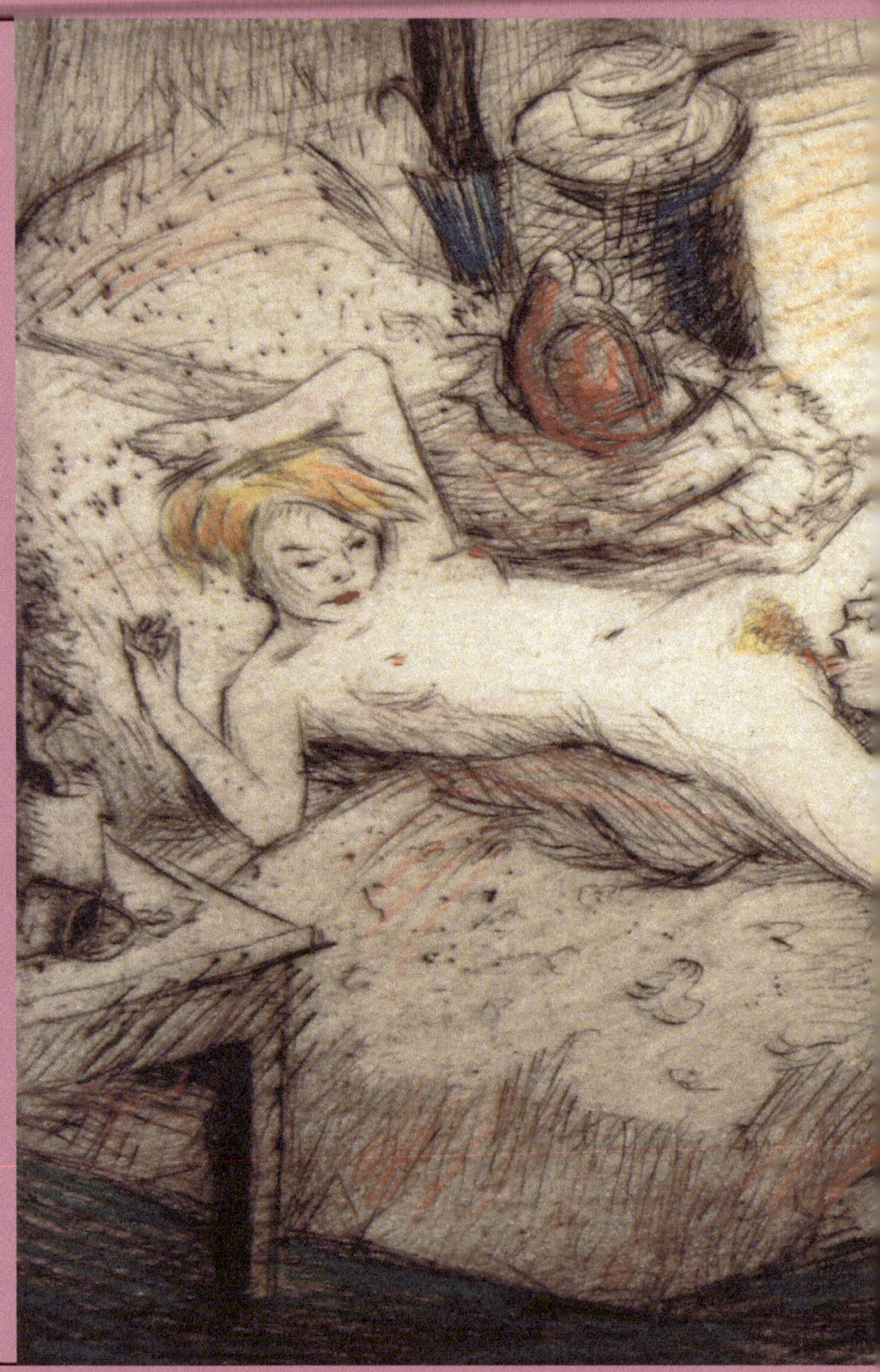

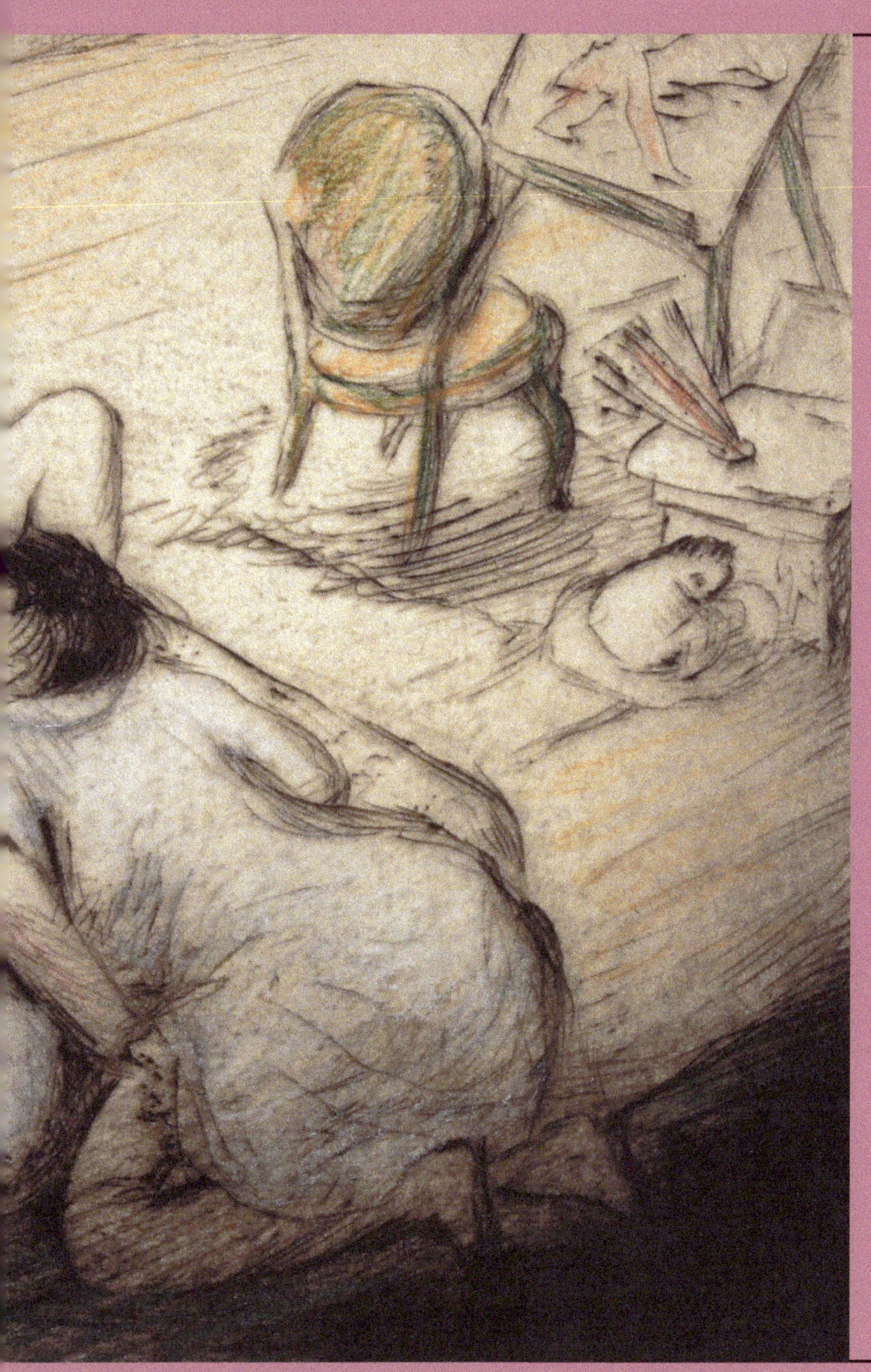

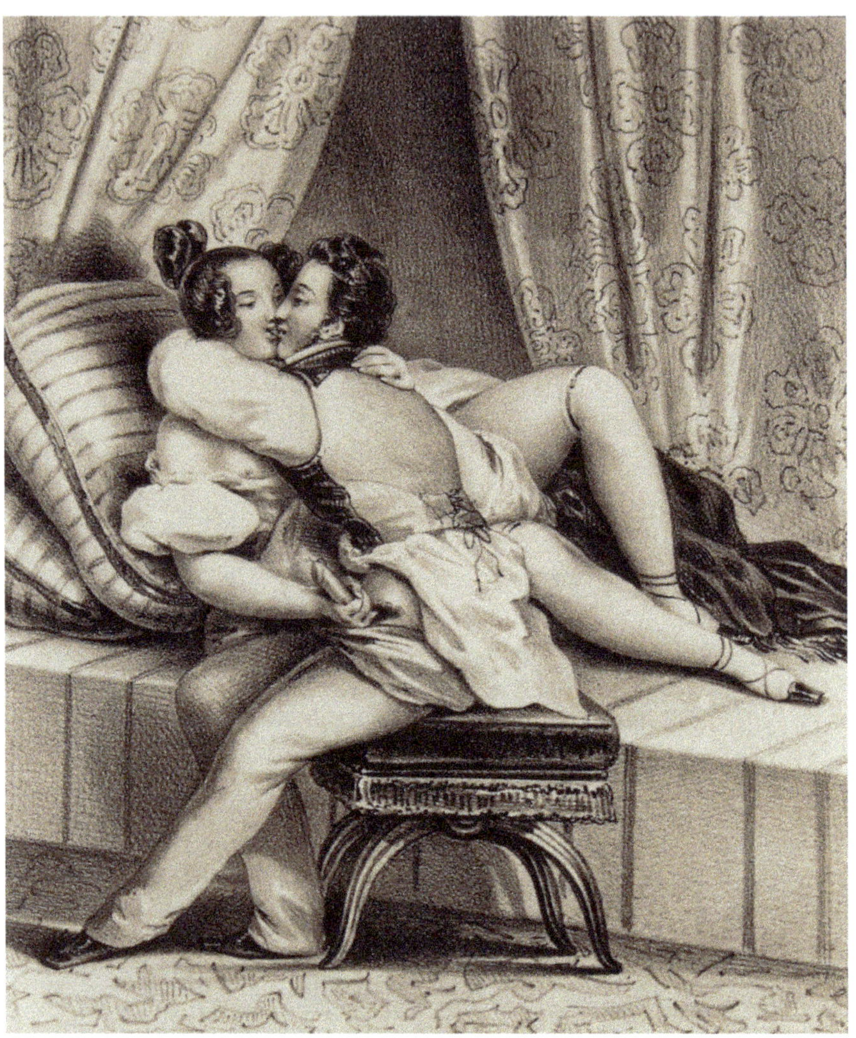

Vorherige Seite
42. Anonym, o.J.

43. Achille Deveria,
   romantische
   Lithographie, um 1830.

Paul Ableman erinnert an eine vulgäre Redensart,
die Mitte des 19. Jahrhunderts unter den
Oberschülern in den Vereinigten Staaten kursierte:
„Sie ist so süß, dass ich mir mit ihrer Kacke die
Zähne putzen könnte". Im Liebesrausch erwacht
oft wieder das polymorph-perverse Kind, das wir
alle einmal waren.

Im Kuss des Mundes auf seinen Antipoden –
Anfang und Ende des Nahrungsweges – äußert
sich eine uns angeborene koprophile Neigung.
Reine Liebe umfasst den ganzen Körper des
anderen, in all seien Funktionen: „Ich will kein
Weib, das weder scheißen noch pissen kann",
heißt es in Lady Chatterley von D.H.Lawrence.

Nancy Friday untersuchte die sexuellen Fantasie
von Männern und Frauen. Sie fand heraus, dass
Frauen weniger den Hang zum Anilingus
verspüren, Männer dagegen es förmlich lieben,
den Anus mit dem Mund zu berühren und ihre
Zunge hineinzuführen.

Sind Genital- und Afterküsse als „pervers" zu
betrachten? Vom Standpunkt einer
Fortpflanzungsmoral aus: gewiss. Doch dann
muss konsequenterweise, worauf auch Freud
hinweist, schon der normale Liebeskuss als pervers
bezeichnet werden: „Schon der Kuss hat Anspruch
auf den Namen eines perversen Aktes, denn er
besteht in der Vereinigung zweier erogener
Mundzonen an Stelle der beiden Genitalien.

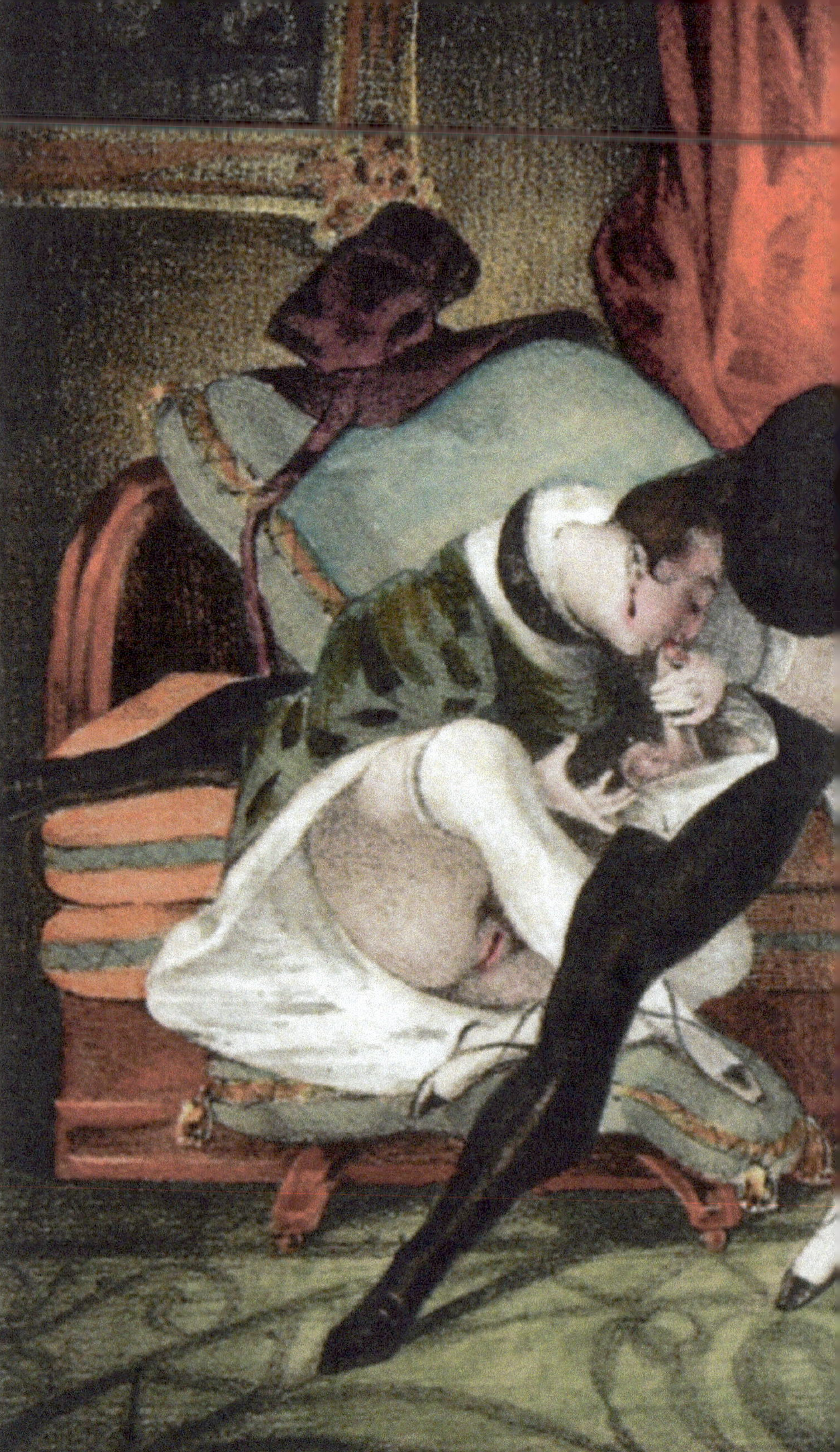

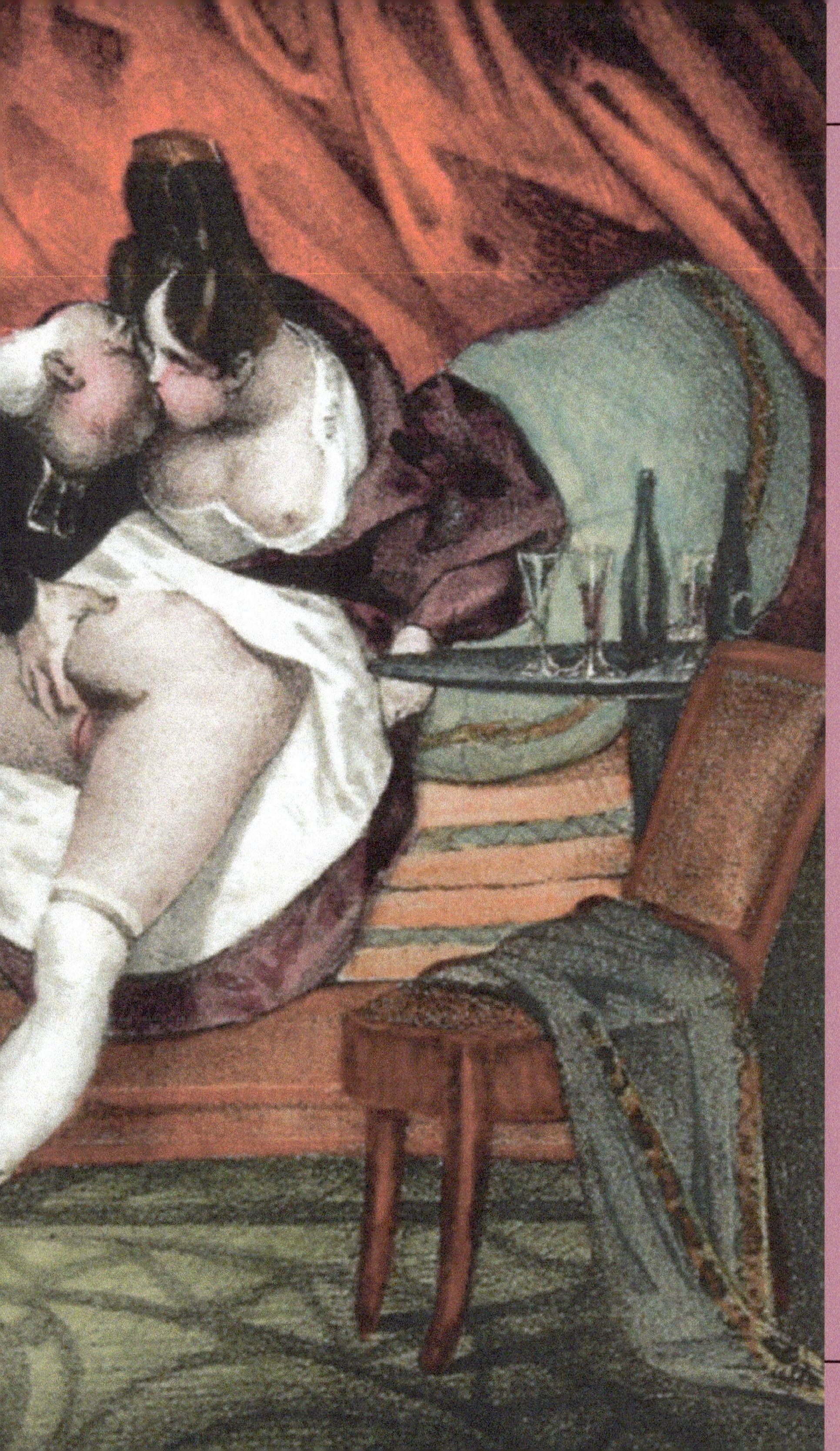

Aber niemand verwirft ihn als pervers, er wird im Gegenteil in den Bühnendarstellungen als gemilderte Andeutung des Sexualaktes zugelassen. Gerade das Küssen kann aber leicht zur vollen Perversion werden, wenn es nämlich so intensiv ausfällt, dass sich Genitalentladung und Orgasmus direkt daran anschließen, was gar nicht so selten vorkommt". Maßgebend also auch bei Freud, ob genitale Endlust dadurch umgangen und vermieden wird.

Mit dem Anus, der die unverdaubaren Verdauungsprodukte ausscheidet, schließt sich der Kreis. Am Anfang stand die Tendenz, das geliebte Objekt durch den Kuss in sich aufzunehmen, es „vor Liebe zu essen". „Deshalb", so warnte Iwan Bloch, „kann die Raserei der wilden Küsse, der leidenschaftlichen Liebe bis zur Anthropophagie führen". Im vergangenen Jahr brachte das Nachrichtenmagazin *Der Spiegel* einen Bericht über eine brasilianische Indianer-Sippe. Noch vor 40 Jahren legten die Wari-Indianer ihre geliebten Verstorbenen auf einen Grill, um ihn gemeinsam zu verspeisen. Als Beilagen reichten die Frauen frisch gebackenes Maisbrot...

Küssen und Essen: beide Tätigkeiten sind unter dem Begriff der „Oralen Lüste" zu subsumieren. Wie die Menschen küssen, lässt sich vielleicht schon an ihren Koch- und Speisegewohnheiten sehen.

Vorherige Seite
44. Achille Deveria, romantische Lithographie, um 1830.

45. Jean Morisot, 1925.

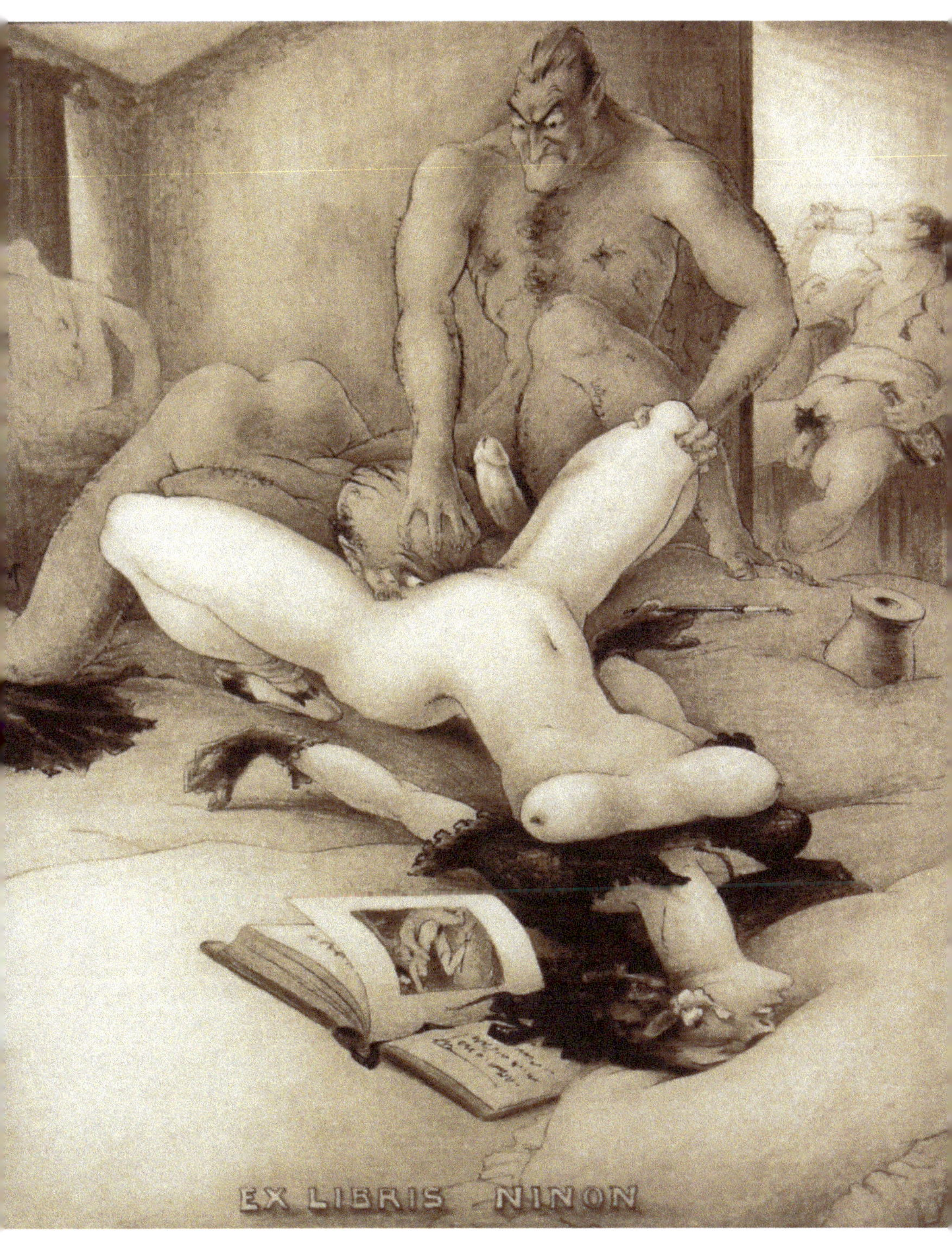

EX LIBRIS NINON

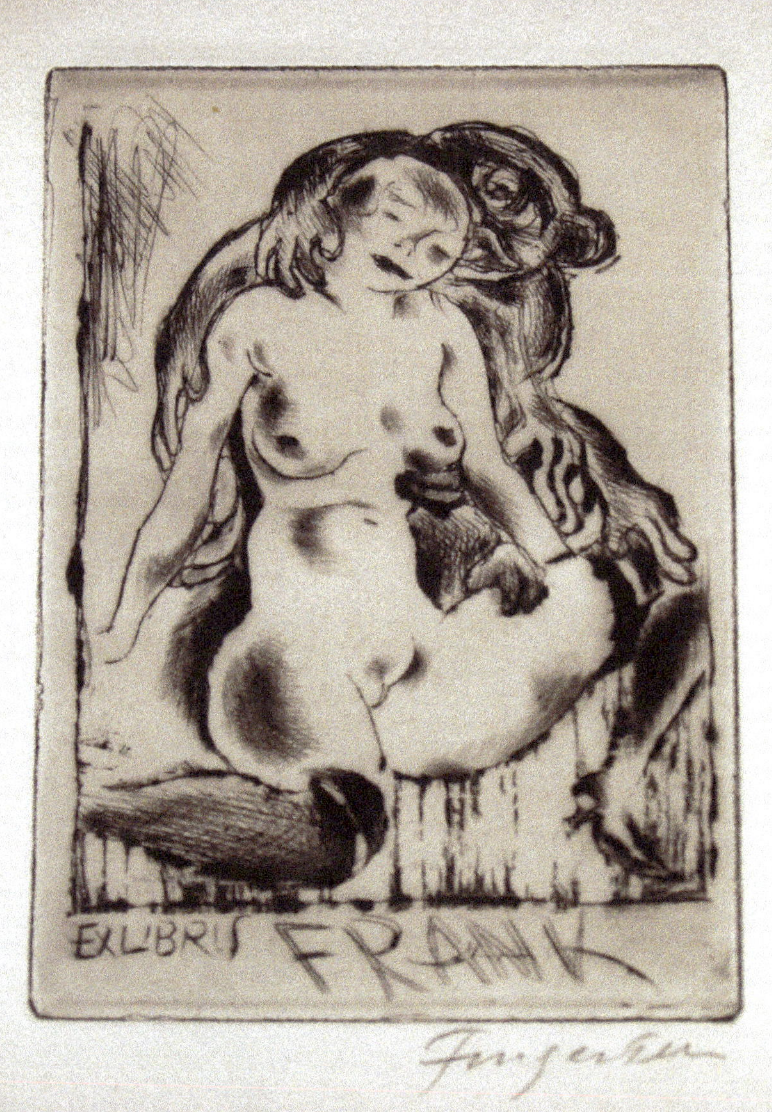

46. Michel Fingesten, 1915.

Welche Bedeutung orale Erotik für eine Kultur
besitzt, zeigt sich nämlich, nichts liegt näher, auch
an der Gastronomie. Octavio Paz untersuchte den
Zusammenhang zwischen Gastrosphie und Erotik
und schließt von den Essgewohnheiten auf
sexuelle Einstellungen. „Das Verlangen, in der
Gastronomie wie in der Erotik, macht die
Substanzen, die Körper und die Empfindungen
rege: es ist die Kraft, die die Verbindungen, die
Mischungen und die Verwandlungen regiert. Eine
Vernunftküche, in der jede Substanz das ist, was
sie ist, und in der sowohl Variationen als auch
Kontraste vermieden werden, ist eine Küche, die
das Verlangen ausgeschlossen hat". Die Lust sei
aber ein Begriff, der in der amerikanischen Küche
fehle: „Nicht die Lust, sondern die Gesundheit,
nicht die Korrespondenzen zwischen den
Geschmäckern, sondern die Befriedigung eines
Bedürfnisses: dies sind die beiden Werte".
Gastronomie und Erotik haben gemeinsam, dass
es um „Verschmelzung" geht: hier die von
Körpern und Empfindungen, dort die von
Substanzen und Geschmäckern. Doch in der
nordamerikanischen Tradition ist der Körper
nicht ein Quell der Freude, sondern der
Gesundheit und der Arbeit, in materieller und in
moralischer Hinsicht.

Küssen – im Namen der Gesundheit! Von diesem Geist zeugt auch eine Nachricht, die 1994 durch die deutsche Presse ging:

Sexualforschung: Küsse besser als Valium

Hamburg, 17.August (dpa) Sie fühlen sich schlecht? Küssen Sie doch Ihren Partner! Küssen und Streicheln stärkt das Immunsystem, so manches Medikament kann dadurch überflüssig werden. Dies berichtet der Sexualforscher Professor E.B. in der neuesten Ausgabe der Zeitschrift *Für Sie*. Bei einer sanften Berührung oder bei einem zärtlichen Kuss produziere der Körper so viele Glückshormone, dass der Mensch davon regelrecht „high" werden könne... Vor allem aufregende und leidenschaftliche Küsse wirkten Wunder: Wenn die Hormone durch den Körper tosen, straffe sich die Haut, der Teint werde rosig, die Sauerstoffversorgung optimal – die Faltencreme entbehrlich. Der auf Hochtouren laufende Zellstoffwechsel schwemme die belastenden Schlackenstoffe schneller aus dem Gewebe. Und der Schokoriegel werde locker wieder abgebaut: Bis zu 400 Kalorien verbrauche ein „intimes Liebesspiel".

Armer, missbrauchter Eros!

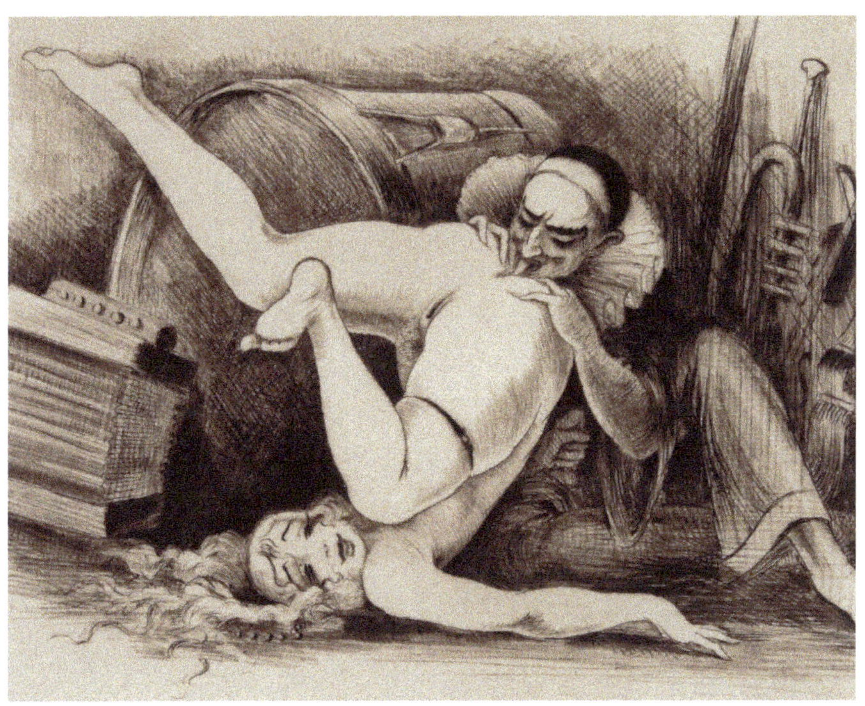

47. Sauteval
(Pseudonym von
Jean Morisot),
1930.

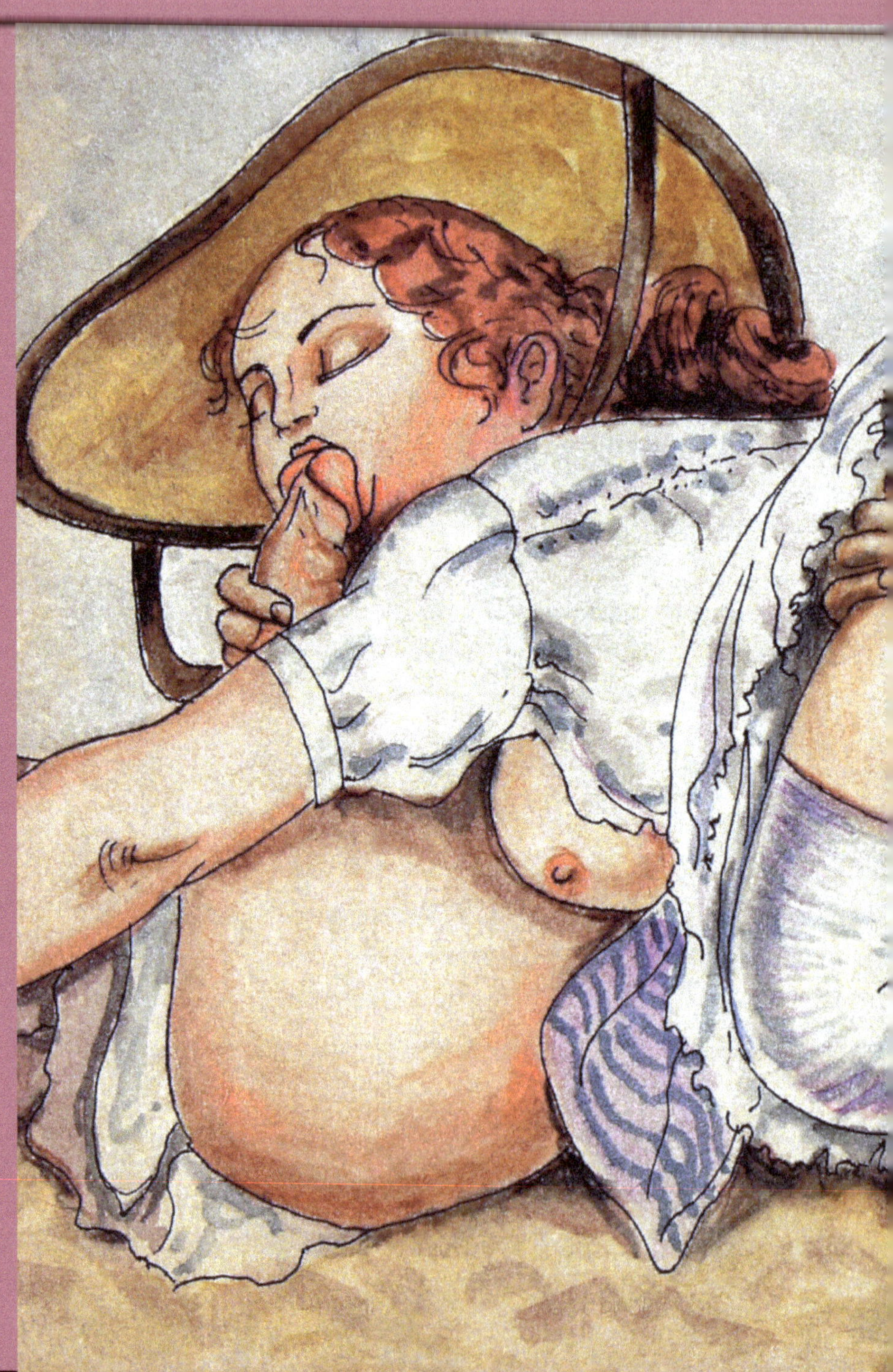

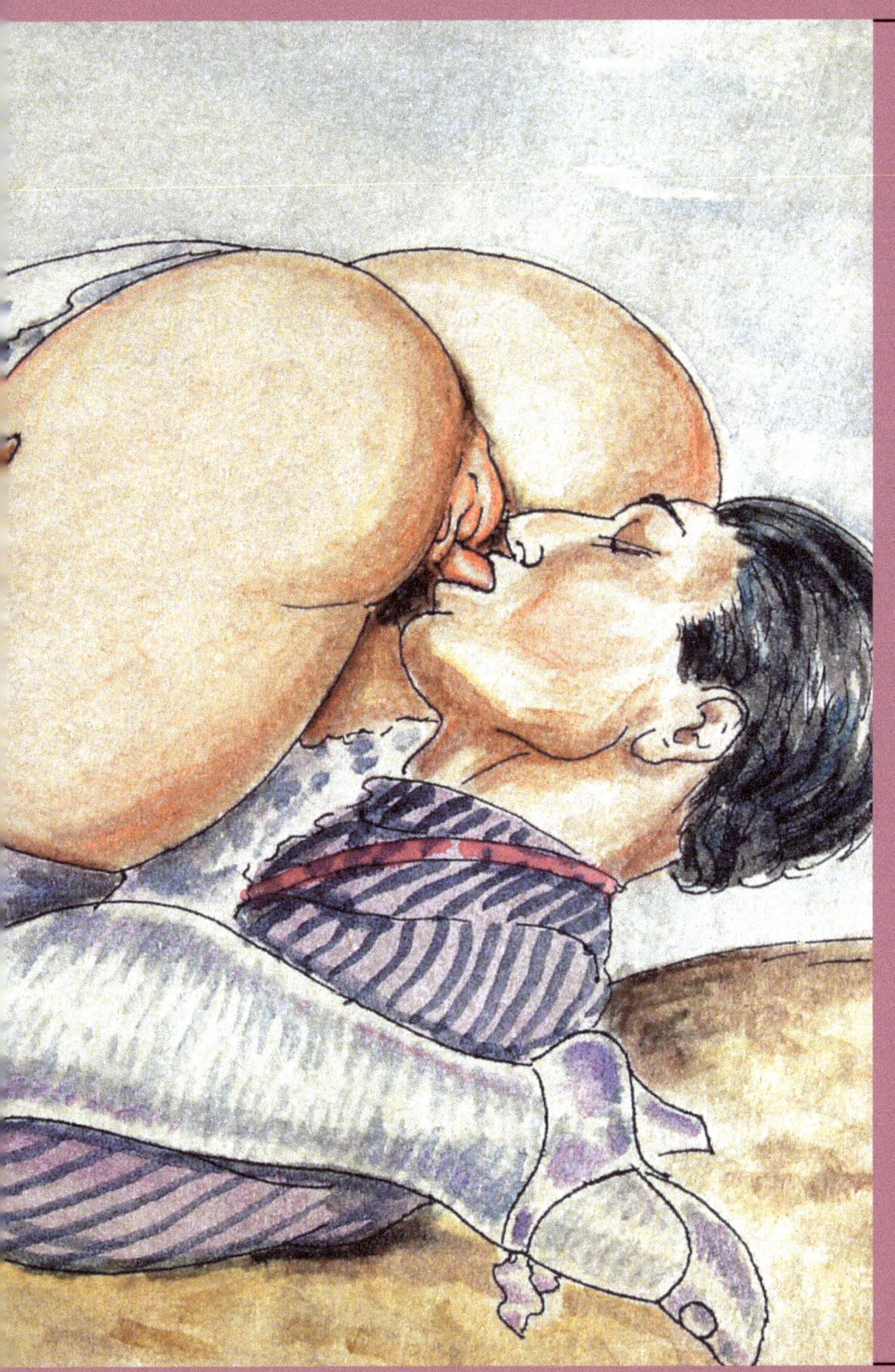

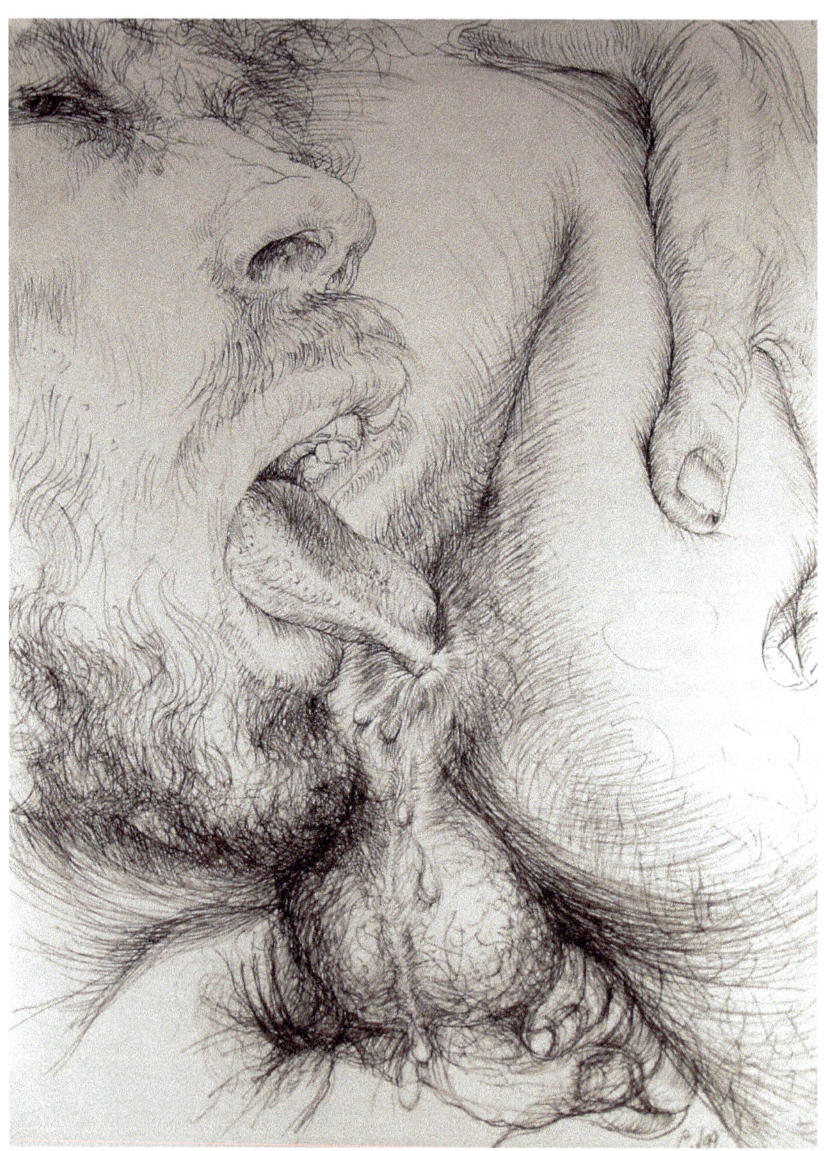

Vorherige Seite
48. Anonym, 1930.

49. Javier Gil, 1999.

Doch eben im Namen der Gesundheit gab es
auch Bewegungen, die das Küssen strikt zu
bekämpfen versuchten. „Groß- und Kleinstädte,
Nord und Süd eröffnen den Kampf gegen die
'Kussgefahr'", so beschreibt ein Beobachter die
„Anti-Kuss-Bewegung", die in Russland zur Zeit
der Sowjetregierung einsetzte. Im Jahre 1924 erließ
das Volkskommissariat für Hygiene ein
allgemeines Kussverbot für das ganze Gebiet der
Sowjetunion, ein Verbot, das sich vor allem gegen
die alte bäuerliche Sitte richtete, sich bei jeder
Begegnung zu küssen, womit auch der
unhygienische Osterkuss ein Ende finden sollte.
„Auf den Straßen Charkovs werden Plakate
angeklebt mit einem Aufruf an die Bevölkerung,
sich soweit es geht, dieser 'gefährlichen und
schädlichen Gewohnheit' zu enthalten. Der
Stadtrat von Kasan teilt den Bewohnern der
Tatarischen Republik mit, dass die Sitte des
Küssens, die in den Grenzen des revolutionärsten
Staates der Erde derartig verbreitet ist, zur
Fortpflanzung der Bakterien und zur schnellen
Übertragung von ansteckenden Krankheiten in
hohem Maße beiträgt. In Moskau erklärt einer der
Führer der Sowjetbewegung bei einem Meeting,
die Sowjetunion habe zwar andere wichtige
Aufgaben zu erledigen, doch komme die Hygiene
voran. Die Versammlung fasst den Entschluss:
„Fort mit dem Kuss!" In Kiew zieht man die
Jugend zur „Antikusspropaganda" heran. In Odessa
versieht die Postverwaltung den Briefumschlag mit
dem Stempel: 'Jeder Kuss trägt zur Übergabe von
4000 Bakterien bei! Es lebe die Hygiene!`"

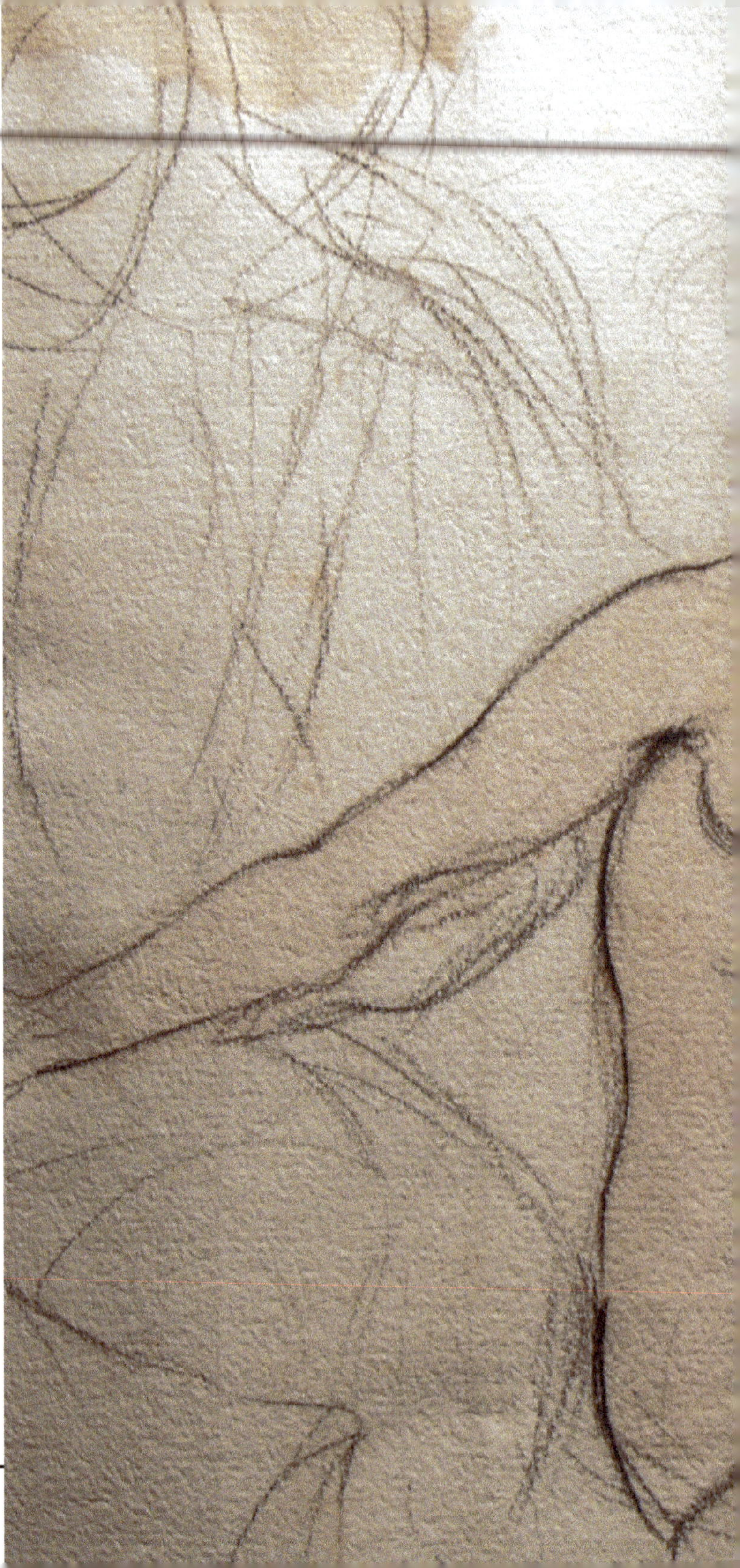

50. Aroldo
    Bonzagni,
    um 1910.

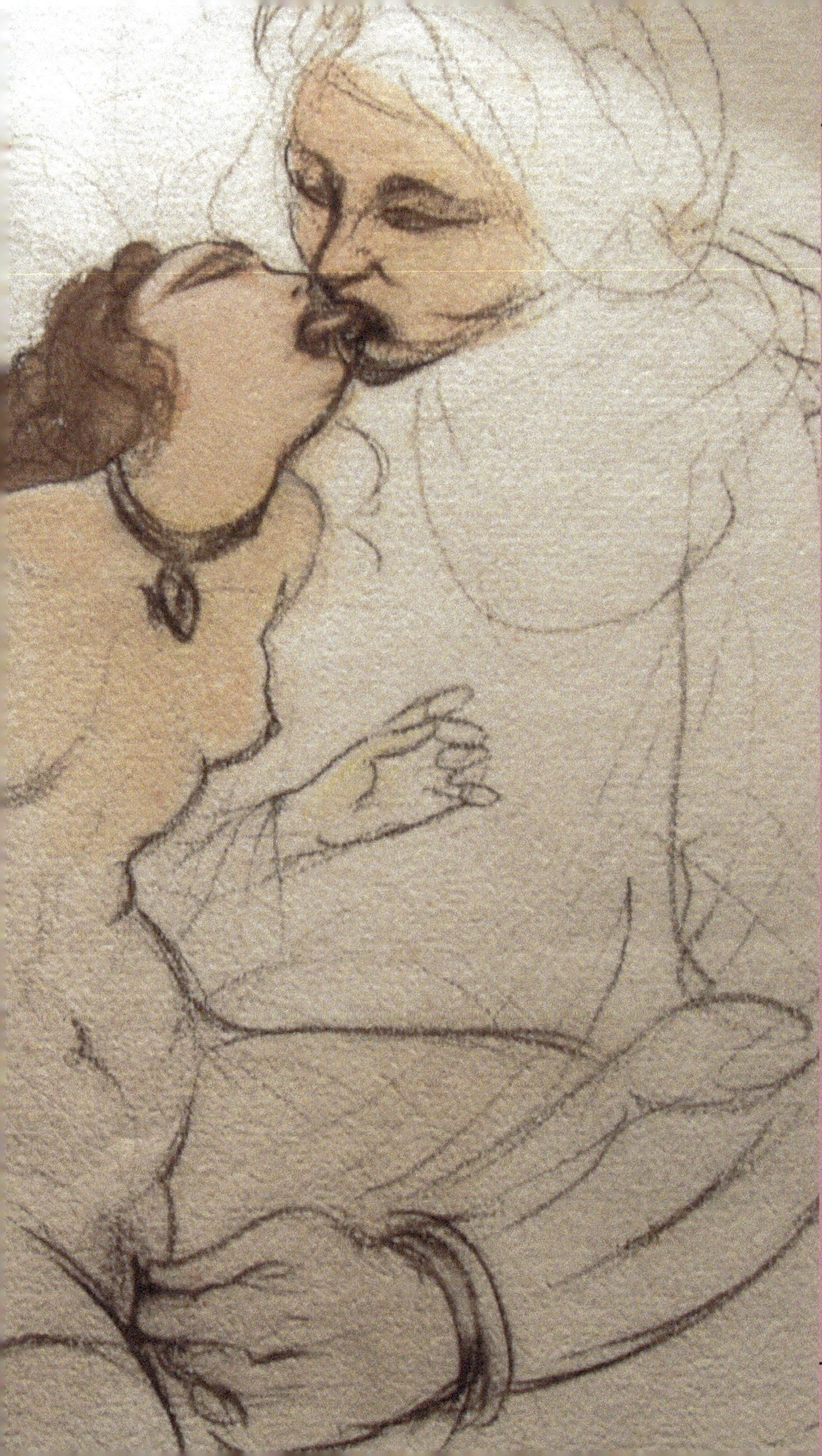

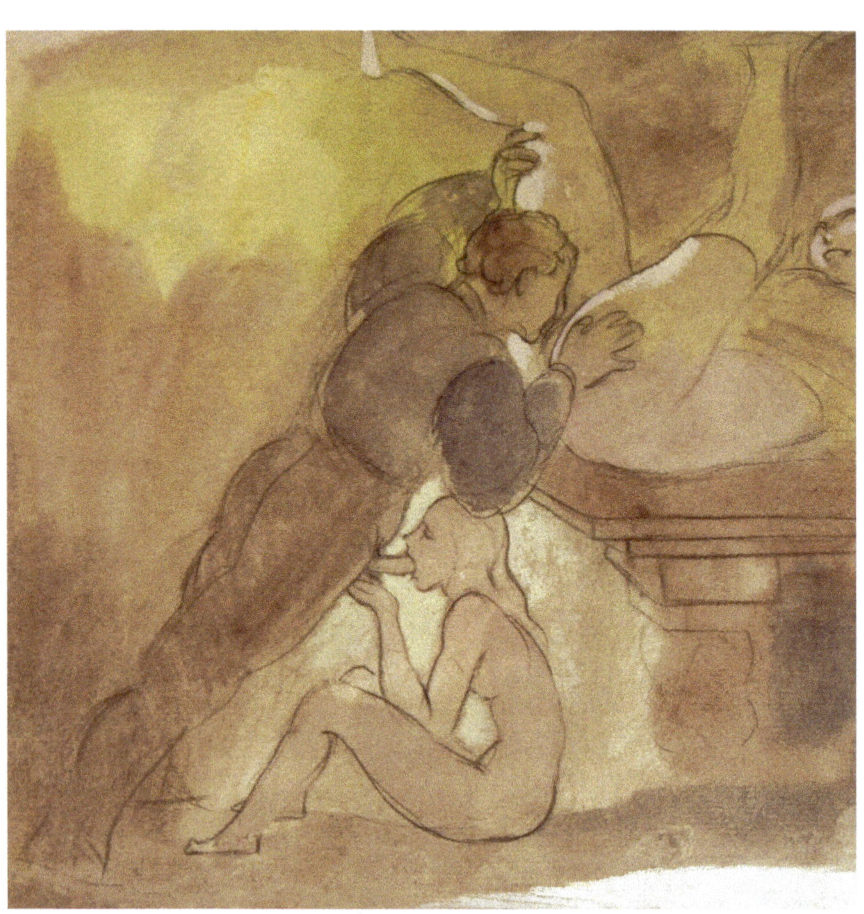

51. Aroldo Bonzagni,
    um 1910.

Und dies in einem Land, von dem Alexandre Dumas-père einst schrieb: „In keinem Lande habe ich so viele Leute sich küssen sehen wie in Russland. Man könnte denken, die Russen wollen ihre Eisfelder durch die Glut ihrer Gefühle zum Tauen bringen!"

Bei allen Gegensätzen zwischen Kommunismus und Kapitalismus war man sich in einem einig – in der Bekämpfung der Kuss-Gefahr. Zur gleichen Zeit nämlich wurde in amerikanischen Zeitungen eine Erfindung propagiert, die den „reinen und bazillenfreien Kuss" gewährleiste: das Kuss-Sieb bzw. Kuss-Racket. Die Zeitschrift *Popular Science Monthly* veröffentlichte eine Gebrauchsanweisung: „Gelehrte warnen uns vor Küssen. Sie sagen nämlich, das Küssen sei unhygienisch und der häufigste Weg, alle Arten von gefährlichen Bazillen zu übertragen. Die meisten von uns sind leider bereit, diese Gefahr zu riskieren. Aber es gibt doch noch vorsichtige Menschen genug, die einen Weg zum reinen und vollkommenen Kuss suchen. Einer von ihnen hat nun auch das nebenstehend abgebildete Kuss-Racket erfunden, dessen Benützung überaus einfach und vor allem sehr praktisch ist. Das Racket besteht aus einem feinen, elastischen Netz, das mit einer antiseptischen Flüssigkeit imprägniert wurde, die alle gefährlichen Bakterien im Augenblick tötet.

Orale Erotik

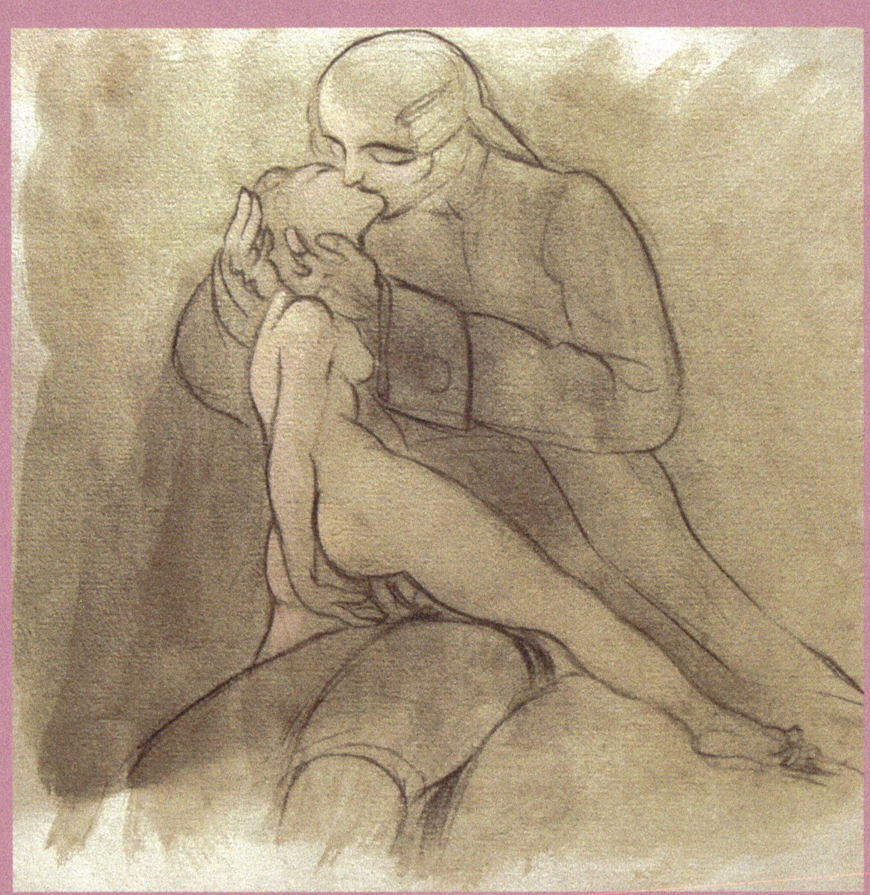

52. Aroldo Bonzagni,
    um 1910.

Wenn man dieses Kuss-Racket benutzt, ist die Gefahr der Bazillenübertragung, wie sie früher in so ausgedehntem Maße bestanden hat, beseitigt und eine Art der Liebesbeziehung gefunden, die allen Ansprüchen der modernen Hygiene genügt".

„Fort mit dem Kuss!" heißt es unter gewandelten Bedingungen heute wieder in Europa und Amerika: Einen Kälteeinbruch erlebte das freizügiger gewordene Sexualverhalten in den letzten 15 Jahren durch die Immunschwächekrankheit Aids, die Ängste in sozialpathologischem Ausmaße auslöste. Unter der Warnung, dass diese Krankheit durch intimste Kontakte übertragen werde, vertrockneten auch die Liebesküsse. All die Wünsche nach spontaner Nähe und Vereinigung, die im Kuss sich fokussierten, werden zurückgenommen und müssen zuvor einen Gesundheits-Cheque passieren. Safer-Sex-Denken führt zu einer körperlichen Distanz zum Partner und erfordert bei sexuellen Kontakten eine ständige Kontrolle der eigenen Emotionen. Der Hunger nach starken Gefühlen bleibt unbefriedigt. Aseptische, trockene Küsse gelten als risikofrei.

Ebenso das wechselseitige Masturbieren vorm Videorekorder beim gemeinsamen Betrachten eines alten Hollywood-Films, in dem noch leidenschaftlich geküsst – und geraucht - werden durfte... Über Jahrhunderte bekämpften Kirche und andere Moral-Instanzen, was sie „widernatürliche Abweichungen" des Sexuellen nannten. Doch nichts ist widernatürlicher als manche Safer-Sex-Empfehlungen im Zeitalter von Aids: Je distanzierter vom anderen, desto risikofreier sei das Sexualverhalten. Befürwortet wird eine Sexualität ohne Leidenschaft; eine Lust ohne Liebe, denn der andere ist zur möglichen Infektionsquelle geworden. Gemeinsamkeit gibt es nur noch als illusorische: im einsamen Orgasmus.

Schlechte Zeiten für die Raserei, wie Franz Grillparzer sie noch benannte:

53. Aroldo
   Bonzagni,
   um 1910.

Vorherige Seite
54. Aroldo
   Bonzagni, um
   1910.

> Auf die Hände küsst die Achtung,
>
> Freundschaft auf die offne Stirn,
>
> Auf die Wange Wohlgefallen,
>
> Sel`ge Liebe auf den Mund;
>
> Aufs geschlossne Aug` die Sehnsucht,
>
> In die hohle Hand Verlangen,
>
> Arm und Nacken die Begierde;
>
> Überall sonst hin Raserei!

Orale Erotik

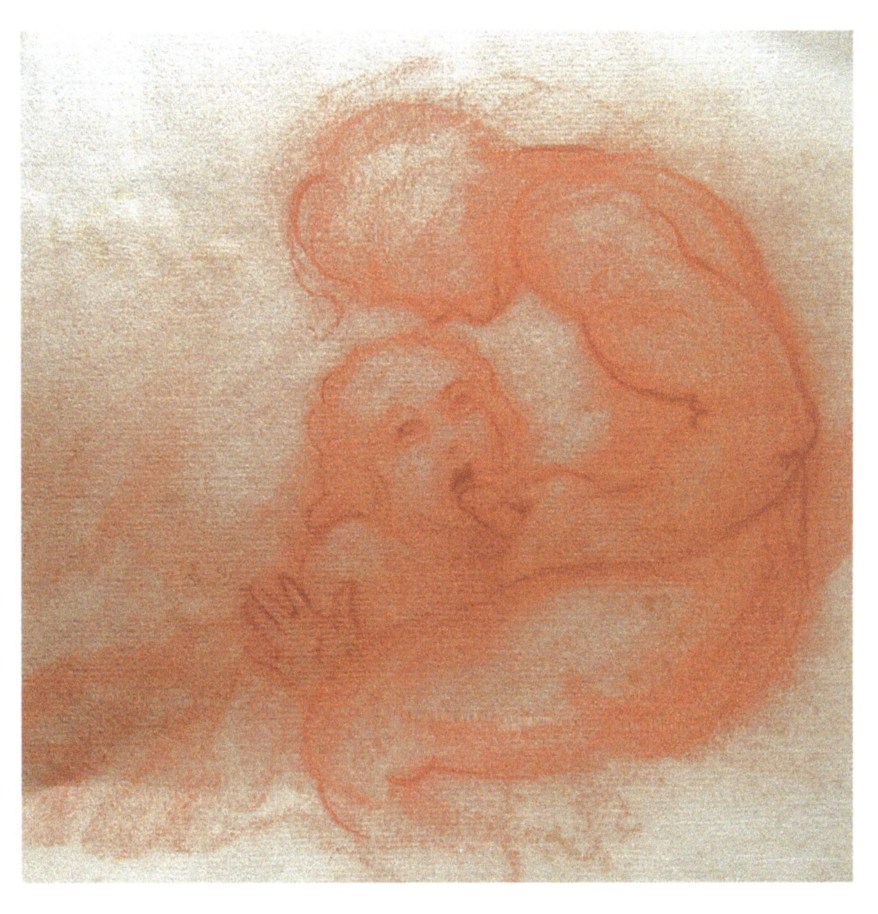

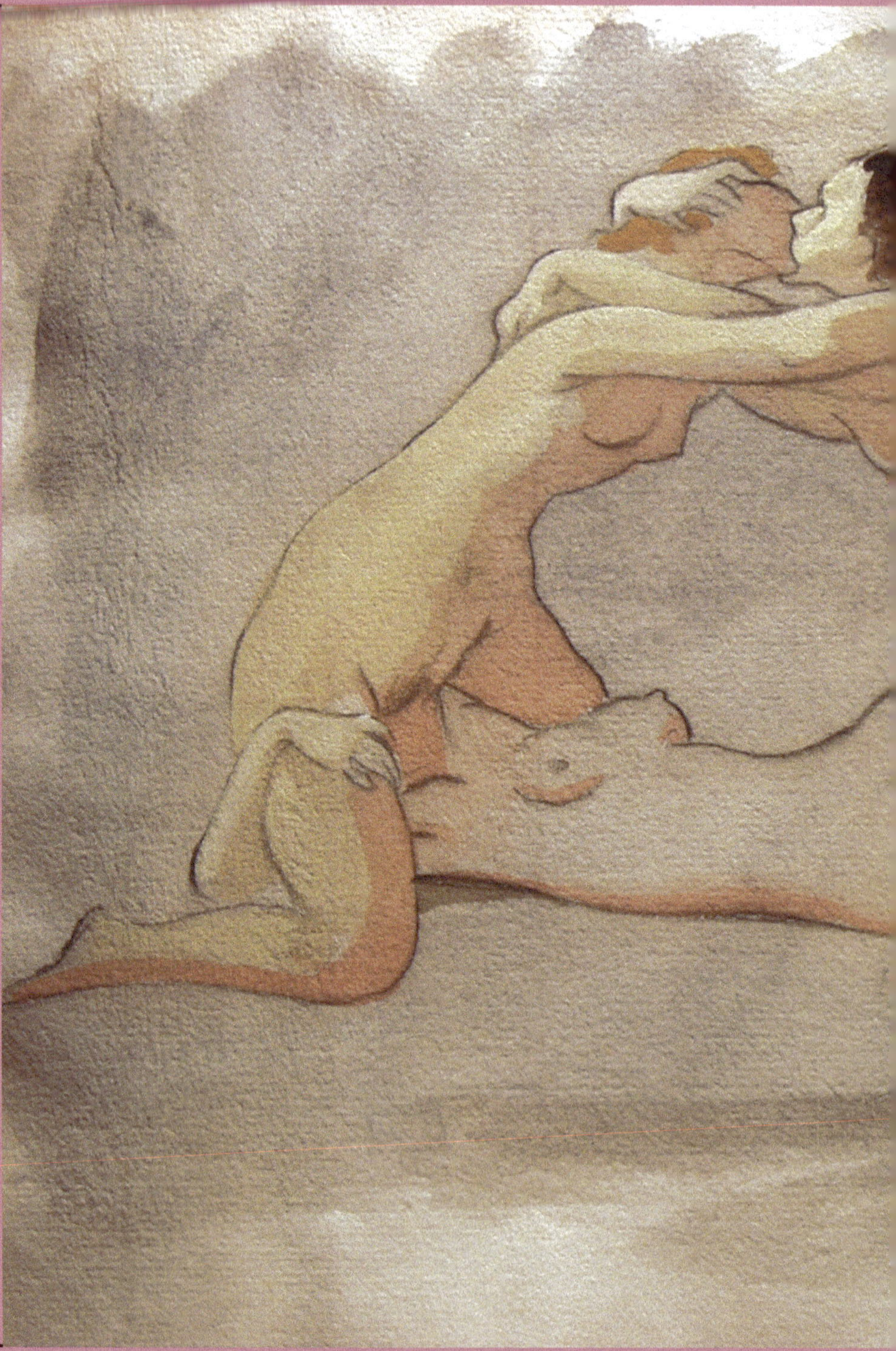

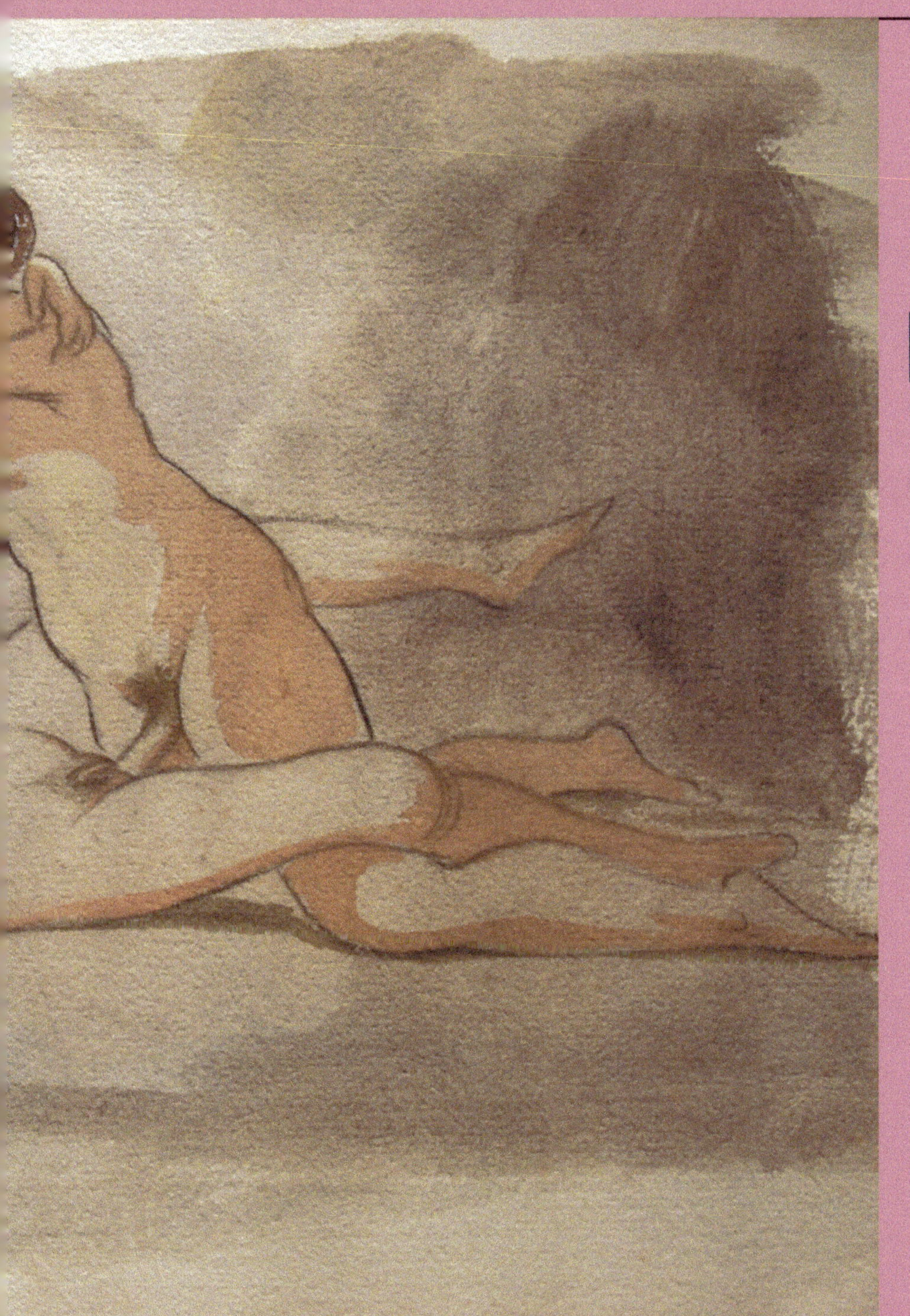

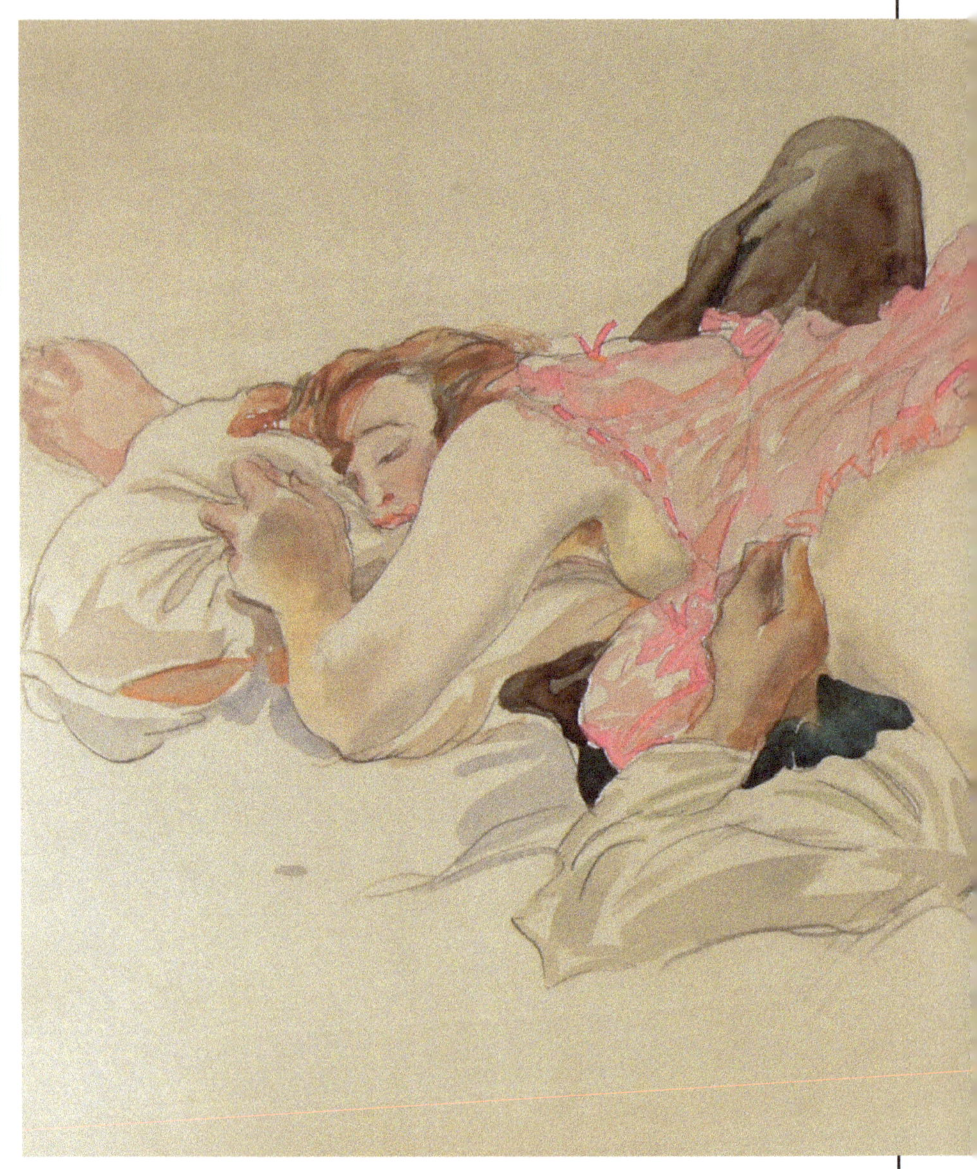

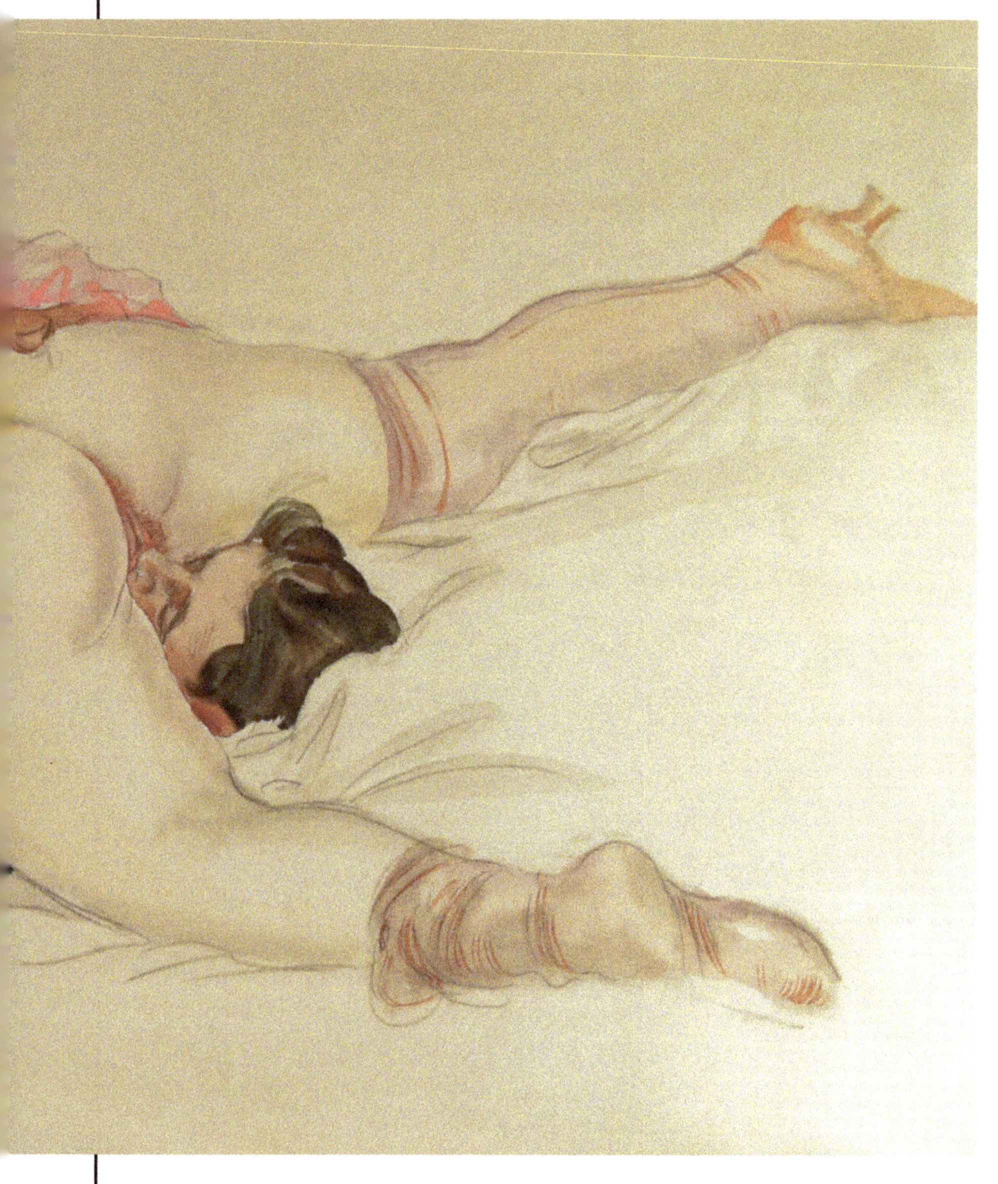

55. Rojan, um 1930.

1 Heinrich Heine, * in Düsseldorf am 13. Dez. 1797, † in Paris am 17. Feb. 1856; Dichter.

2 Wilhelm Bölsche, * in Köln am 2. Jan. 1861, † in Szklarska am 31. Aug. 1939; Schriftsteller.

3 Charles R. Darwin, * bei Shrewsbury (GB) am 12. Feb. 1809, † in Down House am 19. Apr. 1882; Begründer der Evolutionstheorie.

4 Irenäus Eibl-Eibesfeldt, * in Wien am 15. Juni 1928; österreichischer Biologe und Verhaltensforscher, Professor in Wien.

5 Desmond J. Morris, * in Purton (GB) am 24. Jan. 1928, britischer Verhaltensforscher.

6 Johann W. von Goethe, * in Frankfurt/M. am 28. Aug. 1749, † in Weimar am 22. März 1832, deutscher Dichter, Forscher, Zeichner.

7 Georg Simmel, * in Berlin am 1. März 1858, † in Strassburg am 26. Sept. 1918; Philosoph und Soziologe.

8 Roland Barthes, * in Cherbourg am 12. Nov. 1915, † in Paris am 26. März 1980; französischer Kulturkritiker.

9 Marcus V. Martial, lebte von etwa 40 bis 102 n. Chr. in Bilbilis (Spanien) und zeitweise in Rom; Dichter.

10 Oscar F. O'Flahertie Wills Wilde, * in Dublin am 16. Okt. 1854, † in Paris am 30. Nov. 1900; englischer Dramatiker und Erzähler.

11 Shere D. Hite, * 1942 in den USA; Soziologin
mit Untersuchungen über das menschliche
Sexualverhalten.

12 Alfred Ch. Kinsey, * in Hoboken (USA) am
23. Juni 1894, † in Bloomington am 25. Aug.
1956; Zoologe und Sexualforscher.

13 William H. Masters, * in Cleveland am 27.
Okt. 1915; amerikanischer Gynäkologe und
Mitbegründer der experimentellen
Sexualforschung.

14 David H. Lawrence, * in Eastwood (GB) am
11. Sept. 1885, † in Vence (F) am 2. März 1930;
englischer Schriftsteller.

15 Nancy Friday, amerikanische Sexualforscherin.

16 Octavio Paz, * in Mixcoac am 31. März 1914,
† in Mexiko-Stadt am 19. April 1998;
mexikanischer Diplomat, Lyriker, Schriftsteller.

17 Alexandre Davy de la Pailleterie, * in Villers-
Cotterets am 24. Juli 1802, † in Puys am 5.
Dez. 1870; französischer Schriftsteller.

18 Aids: Abkürzung aus dem Englischen: aquired
immune deficiency syndrome; erstmals 1981
beschriebene, weltweit verbreitete
Virusinfektionskrankheit.

19 Franz Grillparzer, * in Wien am 15. Jan. 1791,
† in Wien am 21. Jan. 1872; österreichischer
Dichter, Jurist und Philosoph.